开始冥想

〔法〕克里斯托夫·安德烈 著

王怡 译

LE TEMPS DE MÉDITER

天津出版传媒集团

天津人民出版社

果麦文化　出品

前言

20世纪末，冥想就像一位静谧的沉睡者，隐藏在寂静而神秘的修道院中，或者仅在秘密宗教人士或行为古怪的人之间进行。

然而到了21世纪初的今天，一切都改变了：冥想已经成为一种时尚的生活方式和社会现象，在医院、学校、企业、艺术和政治团体中流行起来。

这本书中探讨了这些问题：冥想究竟是什么？为什么"正念冥想"能在短期内成为当代社会的热门话题？它的科学依据是什么？当然，这本书还会讲述冥想从何处发源，它有哪些益处和局限。最后，也是最重要的：如何冥想？

冥想需要理论更需要实践，所以本书包含了17个练习，帮助你熟悉这种新的生活方式。

你一旦了解了这些方法，就会对冥想有一个清楚的认识。我也希望你会因此对冥想产生兴趣……

目录

我们要认识到，正确使用身体会为精神世界打开新的大门。

平息烦乱的思绪，并不是要将其消除，而是从远处观察，以减少它们的强度，就像调低收音机的音量一样。

当被无数要完成的任务淹没时，我们需要加倍的冥想和无为。

冥想的目的不是阻止情绪的出现和存在，这本来就是不可能的，而是学会接纳它们，把它们当作自然现象，就像当作风、雨或阳光一样。

冥想教会我们，必须始终在有为前先无为，在学习前先忘记，在填补前先清空。

正念冥想并不是掩盖真相，而是直面现实。无论是顺境还是逆境，我们都要正视生活。

第一章 认识冥想

在什么都听不到时，听你能听到的。

——保罗·瓦莱里《如其本来》

试想，有这样一项练习，它免费、零污染、简单易行——
至少入门时如此；

　　它对身体和精神都具有极大益处，对内在平衡和外部交往
也有帮助；

　　甚至，它让你不再惧怕死亡，能更好地享受生活。

　　那是什么呢？

　　是冥想！

　　听到这个词时，有些人会感到害怕，因为他们害怕被那些
既离奇古怪又具有浓郁宗教色彩的故事所操控。还有些人心生
厌恶与愤怒，因为他们会联想到"嬉皮士"或"布波族"[1]。但这
本书会帮助你真正了解冥想，帮助你放松下来。何不花点时间
实践一下？

1　嬉皮士（hippies）和布波族（bobos）被用来称呼现当代社会中两种
　　具有相似特质的群体，他们都不循社会常规，具有高度的自我意识
　　和强烈的反叛精神。（如无特别说明，本书注释均为译者注）

什么是冥想

冥想可以有一千种定义，但对其最简单，或许也是最准确的阐释是：冥想是一种心灵训练方法，用于训练我们的心理素养，如专注、稳定情绪、提高觉察力、保持内心平和、清醒自知，并帮助我们做到宽容与仁慈。

如果说冥想是对心灵的训练，从某种意义上也相当于承认了单靠意志力不足以改变我们的内在世界，因此需要一种训练方法的帮助。我们都知道身体就是这样，不可能仅靠意志就改变身体状况。但我们常常忽视了心灵，其实这一说法也适用于心灵。

所以，冥想也有门槛，它需要一颗谦卑的心，就像我们无法一下子就能跑得更快更远，必须经过刻苦的训练，比如慢跑、瑜伽或骑行等，才能变得更强壮更灵活。同样，我们无法在一瞬间仅靠意念去减少头脑的压力，变得更冷静或是更平和，也无法迅速拥有对自己的敏锐洞察力和专注力。如果我们要在这些方面取得进展，就必须定期训练，像锻炼身体那样锻炼心灵。冥想，正是如此，它是一种心灵的训练方法。

冥想既需要谦卑的心态，也需要勇气和创造力。你会发现，世上没有固定不变的东西，甚至品行、性格也是可以改变的。因而，不必服从于过去的生活为你写下的命运篇章。

摆脱习惯的束缚并不那么难。你可以改变看待世界和如何生活的方式，这一切都无须药物，无须为大脑植入芯片，无须逃离世俗……只要定期进行冥想练习，就可以实现这些转变。

我们将通过冥想训练探索思维是如何运作的，接纳思维的局限并跨越它，最终成为更好的自己。

冥想的形式

虽然现在冥想备受追捧，但它并非什么新鲜事物。不论在东方还是西方，冥想的历史都可以追溯到 2500 多年前。然而，在近 30 年，人们才通过科学研究证实了冥想的诸多益处——冥想有助于身心健康，同时还有辅助精神治疗等功效。

冥想有多种形式。无论是日本禅宗和藏传佛教的修行方法，还是基督教祖先在沙漠中静默祈祷的方式，抑或是伊斯兰教中苏菲派的穆拉卡巴（Muraqabah），你会发现，几乎所有文化都探索并发展出了自己的冥想传统。然而我们通常认为，对冥想的研究最深入、实践最规范的是佛教，即使是非专业的冥想者也会经常提及一二。

现在，当我们再提起"冥想"时，即使没有明确说明，我们也知道它指的就是"正念冥想"。

正念冥想

正念冥想是对佛教传统内观技法的现代化改编。这种改编源自美国生物学家乔·卡巴金（Jon Kabat-Zinn）博士。作为当代正念减压疗法的先驱，他在 20 世纪 70 年代通过实践发现，禅宗内观方法有助于解决现代人的精神问题。于是，他淡化宗教的印记，以普适性的改编使之惠及更多现代人，研发了一套更适合西方人的简化版冥想训练方案：正念冥想。

正念冥想具有三个重要特征，也正是这三点解释了为什么正念冥想如今可以取得如此成就：

(1) 它是一种普遍适用的方法；
(2) 它易于接受和学习；
(3) 它是经过科学研究验证的。

在谈到正念冥想的特点时，卡巴金博士说：

在旁人看来，这似乎很奇怪，甚至有点疯狂。这些冥想者看起来像在呆坐或睡觉，似乎什么都没有发生，他们也没有任何反应，但实际上这是一个丰富且复杂的过程。冥想者不是在做梦也不是在睡觉，旁人虽然看不到，但冥想者自己知道他们正在努力与内在产生连接，积极接纳并安住当下，时刻保持清醒与觉知。与其说他们正在练习冥想，不如可以理解为，他们正在练习如何"存在"（being）。此时此刻，他们有意识地给生活按下暂停键，尝试安住于此，而非试图用计划与安排来填满时间的缝隙。他们让身心安住当下，心中所想或身体所感都不那么重要了。他们心里只在乎生命中最纯粹的感受。他们只活在当下，就让周围的事情发生吧，不去做任何改变。

所以，正念冥想很简单：安住当下，留意我们的感受和体验，而不做评判、不加以改变——至少保证刚开始的时候是这样。

下面，我们尝试进行第一个冥想练习。

练习1 停下来，觉知

请暂时停下你正在做的事情：冥想需要我们放下一切活动，停止任何让自己分心的事情。

无论此时的你是站着还是坐着，请尝试慢慢调整到一个让自己舒适的姿势。后背尽量挺直，保持端正，但不要僵硬。

觉察此时此刻，以及此时此刻正在发生的一切。

觉察自己的呼吸……感受每一次的吸气……感受每一次的呼气……

觉察身体的感受……无论它从何而来……不管它让你舒服还是难受……只要关注到就好。

觉察听到的声音……无论它从何而来……不管它让你惬意还是焦躁……只要听到就好。

觉察到头脑里闪过的念头……请无拣择地对待它们，不选择、不抛弃、不执着，就让它们消失……就让它们随心所欲地出现、消散……

此时此刻，事情依然还在发生着，不是吗？正念就是要我们花一点时间，保持觉察，探索周围的一切，但不期待改变什么，也不对其加以判断或利用……至少当下不要这样。

首先就是要观察、觉知，让一切来来去去，让一切保持存在的状态。

冥想实践中有这样一句话，我们常用它来提醒学员和新人：无事可做，无处可去，无人可识。这句话听上去有些令人不知所措，但也很有趣。

最好亲身去体验。最好通过定期练习，定期将思维切换到这种"存在"的模式，切换成专注而不带期待的思维模式。在这个过程中，我们可以收获很多，也理解很多事情。

为什么要冥想

此刻，你或许在想："好吧，这一切听起来都很好，但冥想的目的是什么？"这是一个很好的问题。但通常来讲，冥想课程的老师会先回答这个问题："冥想真的有目的吗？"让我们试着探寻出更多答案……

那么，为什么要冥想？为什么要把我们宝贵的时间花在闭眼静坐上？到头来，我们生活中还是有很多更加紧迫的事情要做！工作、吃饭、做家务、扔东西、买东西、再扔、再买……然后，偶尔从这一切中抽身出来休息一下，刷刷网站，回复一下邮件和信息，还有其他一万件事情可以用来休闲和休息，如浏览社交媒体，当然还有做爱、入睡以及做梦。是的，这些看起来都比练习冥想紧迫且有用得多。

但如果我们稍微耐心地思考一下，可能就会想到许多很有说服力的答案来回答"为什么要冥想"。

第一个答案是：因为我们如果为了身外之物而放弃了向内探索的机会，就将成为外部世界的奴隶，任由其影响。是的，如果不加以留意的话，我们就会失去掌控自我的能力，借用我的朋友——哲学家亚历山大·乔利安（Alexandre Jollien）的一句话：我们在无意识地将自己"思想的遥控器"托付给他人掌管。我们将被一个消费主义盛行的社会所操控：它更关心如何激发购物的欲望，而不是启迪深度思考；更关心如何奴役我们的意志，而非解放我们的思想；更关心如何削弱我们的觉知力和洞察力，而非滋养和培育它们。

第二个答案是：因为我们也会被自己操控，比如我们会判断失误，会缺乏洞察力和专注力，会情绪管理失控，等等。冥想的目标就是让我们睁开双眼，看清自己如何被自己束缚，并了解自己如何被影响。无论这些束缚来自外部环境，还是我们内心深处最隐蔽的地方。

第三个答案是：因为不只是千年的古老传统，甚至连前沿的科学研究都告诉了我们，冥想有益于身心健康！那么，为什么不试试看呢？

冥想能带给我们什么

科学研究和古老传统究竟想告诉我们什么呢？我们有很多机会再次探讨这个话题，但总之，科学研究和古老传统都向我们表明，冥想有助于我们走向更平和的生活、让头脑更加清明觉知。

梵语中就有描述这两个维度的术语，也许你早已有所耳闻，它们的分别是 samatha 和 vipassana。

- samatha 意为止。止息妄想，安于当下的禅定。
- vipassana 意为观。深邃的视野，敏锐的觉察。

为什么要"止"？因为我们的压力，甚至有时兴奋都会让我们痛苦或犯错。而且，正如我们都经历过的，当生活的重压和逆境席卷而来时，要想平息情绪的波动并不容易。我们的大脑没有配置"停止"按钮，不能使汹涌的情绪停下来而不至于失控。所以，我们必须学习可以让自己逐渐平息下来的技巧和方法。

那为什么要"观"？难道单凭智慧还不够吗？遗憾的是，的确不够，因为情绪会干扰智慧，也因为我们的生活太过匆忙，我们不停地加速，不断地遇到困惑，以致没有足够的时间冷静地凝视内在。

回忆一下自己上一次安静平和且从容地思考生活中重要的事情是什么时候？这里，我指的是思考，而不是思虑重重——因为就像我们可能成为情绪的苦主一样，我们也可能成为思虑的苦主。

悖论

初次接触冥想时，大多数练习者会面临一个悖论。你可能会对"不要追求任何目标，不要有任何期待，只为了冥想而冥想，仅此而已……"这样的指导语感到困惑。

"没有目标？没有期待？但是，我来学习静坐冥想是因为我有很多需要解决的问题，所以我当然会有目的，也会有期待！我来学习是为了让自己平静下来，疗愈自己，减少焦虑，更好地工作……但是老师说，不要有任何期待，这究竟是怎么回事？而且这听上去有些荒谬，因为不可能没有任何期待！"

刚开始时，我们常常会有这样的想法。

然而，这个"没有期待"的建议是非常关键的。它用一种有点严苛的方式提醒我们：在冥想中，我们是在学习如何打破旧有思维模式（习惯），比如，走捷径，只在认为有回报时才采取行动，或为了实现目标竭尽全力等。这些思维方式有时很奏效，但我们已经很清楚要如何冥想实践了，所以在冥想时还采取这样的思维模式是徒劳的。

其实，我们建议学员的"没有期待"，意思是不要期待立竿见影的结果。这有点像运动锻炼：只有经过几周或几个月有规律的训练，我们的体格和健康程度才会有明显的变化。精神也是如此。

此外，冥想还会教给我们更宝贵且不同寻常的品质：耐心与纯然的存在。虽然有些人会觉得似乎不知所云，但它对我们西方人来说很有用，因为我们总是为了实现一个特定的目标而行动，并且希望短期内就得以实现。

最好只是采取行动而不执着于结果，只为了行动而行动。一个经典例子就是日本弓道——如果弓箭手太执着于目标与结果，那么他的成绩通常不如极度专注于做好预备姿势时的成绩好。睡眠也是同样的道理——越想快点入睡，就会越紧张，这反而导致了失眠。

一些研究表明，追求幸福也是同样的逻辑：想要幸福的生活，最好不要只着眼于获得即时的反馈，也不要将实现幸福看作一种必须完成的命令，而要一点一滴地做好每件应该做的事情。所以，睡眠和幸福都不是可以控制的事情，虽然冥想可以帮助我们实现它们，但是也不要期待奇迹般的速成。

原因很简单，这些都源于大脑的"涌现"（émergents）现象。也就是说，这些状态都不是仅由我们的意志所决定的。所以，不用命令自己"要幸福！"或"我想睡了，快睡！"，甚至告诫自己"进入冥想状态！"，因为这些都无济于事。我们的大脑不是那样工作的。只有满足了一定条件，想要的状态才会悄悄地产生。比如，创造良好睡眠的条件——经过一整天劳累，房间安静、昏暗，温度适宜，远离电子设备，也不要在脑海中反复琢磨自己的烦恼，等等。

冥想呢？其实也是同样的方法：等待它的到来而非追寻它。接下来，我们通过一个小练习来进一步理解这一点。

练习 2 感受存在，任其流淌

让我们试着只是待在原地，

什么都不做，

什么都不想……

没有什么需要寻找的，

也没有什么需要追求的……

就像刚才那样：

让身体慢慢挺直，保持头脑的专注与好奇，

只是待在这里，感受呼吸。

如果你睁着眼睛，那么只是看；

如果你闭上了眼睛，那么只是听。

只是为了纯然地存在，除了感受活着本身，没有其他目标……

不带任何目的，仅仅是看和感受着存在，什么都不做，什么目标和期待都没有……

只是在呼吸、感受、聆听、观察……

或许，你发现大脑里出现许多想法、期望、计划、愿望和冲动……

任它们消失……

或许，你也意识到脑海里冒出了"停止冥想"的念头，甚至还有声音在说："停止做这些没有用的事情吧，快行动起来，你有很多要紧的事情要做呢……"

允许这一切在脑海中浮现，任其流淌，任其模糊，任其消失⋯⋯

诗人克里斯蒂安·博班（Christian Bobin）在《解放者》中说道："此刻的我，满足于倾听自我消融后的世界所发出的一切声响。"

试着保持这个状态一两分钟，什么都不做，只是观察发生的一切，以及所有已经完成和未完成的一切。如果你充满热情和好奇，那就可以保持三分钟。

然后试问自己：能否定期练习，能否体验这种纯然的存在，能否专注过程而不有所期待，能否每天都做到几次只是为了看而看⋯⋯

如何冥想

现在，你已经明白了：没有什么比正念冥想更加简单的了。它不需要借助任何工具，只需要一点点好奇心，同时让头脑保持清醒！我所说的清醒并不是精神意义上的觉醒，也非佛教所说的开悟，而是全意识觉知的清明感！

有些学员时常对我们说："这个练习真的太棒了，跟着冥想引导音频，每次都能很舒服地入睡。"

对此，我要怎么回应呢？如果冥想能够帮助练习者缓解失眠、重新入睡，那的确很好（许多研究也都证明了冥想有助于睡眠）。但是，这对于想在修习冥想的道路上深耕的练习者们来说，其实是一种遗憾。

正念冥想不仅可以用来放松和改善睡眠，它更是一种了解我们自身思维模式的方法。用神经影像学技术来研究冥想者的大脑时发现，他们大脑的很多区域都处于非常活跃的状态。这就是为什么只有在清醒且身体状态良好的情况下，冥想练习才能更好更持续地进行。相反，在经历一夜失眠之后或处于午休时间时，是不适合进行冥想练习的！

另外，人们还常常问这个问题：冥想训练需要动力吗？

是的，你必须有动力，不是因为它很难，而是因为它需要每天坚持或者有规律地练习。但总是有动力的，因为我们很少出于偶然才开始冥想，相反是因为我们感觉痛苦、不幸、不满足，有时想减轻压力、缓解焦虑和抑郁，或者希望更好地思考、提高睡眠质量、摆脱烦躁的情绪，所以才选择了冥想。

当然，有时我们的动机也比较模糊、隐晦，比如感觉生活中似乎有什么地方不对劲。直觉告诉我们这不是来自家庭、工作这些外在因素，而是来自我们自己的内在，或者来自我们习以为常的生活方式。确切地说，我们就是想要回归到简单平和的生活中，因此需要转变的是我们存在的方式，这种转变既简单又复杂，而这正是冥想能够帮助我们达成的。

那么，又将如何开始呢？

首先，你已经知道了要定期甚至每天都花点时间停下来，进行一次简短的正念冥想练习，就像前面列举的小练习一样。停下来，无论周围的一切如何敦促我们继续向前，都拒不服从，坚定地停下来，从外部世界的手里夺回你的自由。

停止行动，集中注意力，全然感知自己与世界，感受我们身上发生的一切。我们将在下一阶段一起学习和探索：探索身体、情绪、思想，以及与他人、与世界的连接。

正是这些微小的时刻，帮助我们一点一点地获得一种对生命的全新体验——感受"存在"（being）而非"做"（doing）；全知全觉，而非对自己本身和自己的想法全无意识；通过精神生活来丰富我们的物质生活。它带给我们的感受远远超出了只寻求即时效果的冥想所带给我们的感受，因为后者仅仅关注减少压力、集中注意力或提升幸福感。

为了让生活更加有趣

我们将冥想定义为对心理和心灵的训练，因为它对大脑产生的影响正如体育锻炼对身体的影响。冥想除了调节自我之外，还让我们重新审视生命和存在。

福楼拜（Gustav Flaubert）在给他儿时好友阿尔弗雷德·勒·普瓦特文（Alfred Le Poittevin）的一封信中写道：

> 要使一个事物变得有趣，只需长久地凝视它。

同样，我们也可以将正念冥想视作一种更平和，也更频繁、更长久的凝视生命的方式。我们总是行色匆匆，因此忽略了生命的美好和趣味，而冥想可以帮我们重新发现生活的妙趣。

冥想之于大脑，正如运动之于身体。

停下来，
无论周围的一切如何敦促我们继续向前，
都拒不服从。
坚定地停下来，
从外部世界的手里夺回你的自由。

第二章 冥想与当下

生命从未静止，
总是在回应下一刻的召唤。

——马塞尔·埃梅《罪恶之渊》

冥想似乎很简单，保持正念也并不复杂。我们可以这样理解这两个概念：更多地将意识转移到当下。但你有没有试着将你的思绪转移到当下的经验？最重要的是，有没有保持住对当下的感知的经验？这一章节我们将要了解冥想练习的难度。虽然进入当下很简单，但要保持在当下并不那么容易……

当下是什么

　　什么是活在当下？或许只是努力把握住生活带给我们的一切：如果生活给我们一个难题，那么就面对难题本身，而不是立即陷入预设的灾难性后果之中，无论这后果是近在眼前还是远在天边；如果生活带给我们美好的时光，那么请花点时间细细品味，不要问自己这些时光是否会结束，也不要问我们是否能生活得更好，更不要问其他人是否比我们过得更好。

　　活在当下意味着努力将一个人全部的注意力、所有的意识、所有的存在，都投入我们此时此刻正在经历的事情当中。

哲学家、诗人和当下

从古至今所有关于活在当下的文学作品都告诉我们活在当下，或至少尽可能地活在当下，并不是一件容易的事。这种困境也许恰恰是人类现状的核心。马塞尔·普鲁斯特在《追忆似水年华》的一个著名选段中描述了一个心怀忧虑的孩子所度过的那些夜晚：

> 我上楼去睡，唯一的安慰是等我上床之后妈妈会来吻我。可是她来说声晚安的时间过于短促，很快就返身走了，所以当我听到她上楼来的脚步声，当我听到她穿着那身挂着几条草编装饰带的蓝色细麻布的裙子窸窸窣窣走过有两道门的走廊，朝我的房间走来的时候，我只感到阵阵的痛苦。这一时刻预告着下一个时刻妈妈就会离开我，返身下楼，其结果弄得我竟然盼望我满心欢喜的那声晚安来得越晚越好，但愿妈妈即将上来而还没有上来的那段空白的时间越长越好。[1]

叙述者并没有享受当下，而是尽全力想要延长所谓的"前一刻"，因为他深知接下来的"后一刻"会带来痛苦。

古往今来的诗歌都在启示我们需要为活在当下而付出

1　参考李恒基、徐继曾译本，译林出版社，2012 年版。

巨大的努力。从古罗马诗歌《抓住当下》（*Carpe Diem*[1]）中的"如果你相信我，请生活在当下，不要等待明天"，到皮埃尔·德·龙萨（Pierre de Ronsard）的"从今天开始采摘生命的玫瑰"，再到阿方斯·德·拉马丁（Alphonse de Lamartine）著名的那句"时间啊，停下你的步伐，良辰啊，请停下你的远航"……但是，没有人能像布莱兹·帕斯卡尔（Blaise Pascal）那样，用如此深刻的语言来描述我们在这方面的困难：

> 我们从来不珍惜当下的时光。我们期待未来，甚至觉得时间过得太慢，以至于希望未来早点到来。或者我们又追忆过去，认为时间过得太快，希望阻止时光流逝。我们对待时间如此不慎重，以至于我们在不属于我们的时间里流浪，却从不思考唯一属于我们的只是此时此刻。我们所做的一切都徒劳无功，我们总是想着那些已经消逝的时间，而不假思索地让唯一存在的时间就这样溜走。……如果每个人审视自己的思想，就会发现，几乎所有的想法都是关于过去和未来的，而非当下。如果我们确实思考当下，那也只是为了在未来中使用这个当下的经验。当下从来不是我们的目标：过去和当下只是手段，未来才是终点。若是

1　carpe diem 翻译成英语是 seize the day，意为抓住当下，活在当下。抓住现在的每一瞬间不单指及时行乐，还意味着要为了未来而牢牢地抓住"现在"。

如此，那我们从来不曾活着，却希望活着；而且，我们总是希望快乐地活着。然而不可避免的是，我们永远不可能得到快乐。

冥想大师和哲学家都强调生活在当下的重要性，为什么这些人类现状的观察者们都如此重视当下呢？可能是因为他们仔细审视了自己以及同时代人的生活方式。

他们一致认为，我们因缺乏智慧和辨别力而远离当下。他们也都强调，我们需要定期去体验所经历的一切，而不仅仅是去做我们希望、期待或后悔的事。

当下的障碍

但如果我们的精神不在当下，不在此时此地，那么它在哪里呢？

我们往往可以在过去找到它，发现它沉浸在我们的遗憾或者回忆中。它也常常出现在对未来的计划、焦虑和预测里。为什么它可以在时光隧道里任意游荡？

也许正是大脑游荡的能力，帮助人类获得了进化——扫描周围环境、躲避危险以及定位资源，根据信息预测未来以便做好准备，将过去与现在进行比较，根据经验做出决定，等等。因此与精神一起游荡是非常有用的。离开当下，回想过去或梦想未来，其实也很好！

但正如人类的能力一样，任何好运也都可能变成霉运，任何适应机制也都可能成为病态的阻碍。我们的免疫力就是如此：免疫力可以保护我们不受侵害，但也可能在自身出现免疫性疾病或过敏的情况下对我们不利。情绪也一样，它可以是一种资源，也可以成为一种负担。

从语言文字中我们也能看到相同的规律，正如作家、冥想练习者蒂姆·帕克斯（Tim Parks）略带戏谑的话：

> 语言的问题在哪儿？大概正在于那些它能够胜任的事情吧。没有语言，很难谈论不在场、不在眼前的事物，很难抽象地描述或者讲述一个故事，很难做出计划，也很难感到担忧——无论是对过去、现在还是未来的担忧，也很难感受到烦恼……那么，这将会是多么大的一种损失！

的确，无论是好是坏，思想和语言都可以帮助我们离开当下。相较人类而言，动物可能就没有这种困扰。

我们的人脑像一台可以进行评估和预测的机器，使我们远离了牲畜的命运，让我们不至于过上尼采笔下所描述的羊群的生活：

> 看看你眼前的那群吃草的牛羊：它们不知道昨天是什么，今天是什么，它们嬉戏、啃食、休息、消化……依靠着这些快乐，它们紧紧地附着在当下，也正因如此，它们既不会感到忧伤，也不会感到厌倦。

当然不会有很多的人想过这种山羊的生活，毕竟对人类来说，像羊一样的命运并不令人兴奋。但我们偶尔也会希望拥有山羊、鸟或斑马的心态，活得没有烦恼，只专注于当下的生活。比如，我一个非常焦虑的表兄，有一天他了解了冥想这个方法之后告诉我："我总是更愿意生活在下一刻，而不是当下这一刻！我总在担心有什么麻烦会出现……正念的理念很好，当我极度紧张时，我恨不得让意识全部消失！"永远不去深思熟虑，永远不提前担忧——完全无意识有时可以让因压力而疲惫的大脑陷入幻梦当中！

当下的特点

回到当下，与其说是一个理论，不如说是一项实践。如字面意思所示，"当下"就是将我们的思想转向此时此地，而不是其他时间、其他地方；就是让我们慢慢减少思考，而更多地去感受。减少思考，我们要退后一步审视思考本身，记住只是观察思考而并不是让其滋生成长。要多去感受，是因为对我们的身体而言，它比我们的精神更常活在当下。

下面，让我们做一个小练习。

练习 3 对当下的初步探索

此时此地，当下有什么？

此时此地，首先有的是我们的呼吸，我们呼吸时所产生的平静的起伏，吸气，呼气……

如果我们花一点时间来感知呼吸呢？

每一次吸气，都要坚持到最后，直到吸气完成，直到进入下一次呼气……然后又直到每一次呼气结束，再进入下一次吸气……

此时此地，还有我们的身体，以及它所包含的所有感受，无论这些感受是固定的还是变化的，是舒适的还是恼人的。

如果我们花一点时间来感知我们的身体呢？观察我们的感受是如何变化的，有时它们从当下变化到其他时刻。让我们花一点时间来感受和记录这些变化。

此时此地，还有我们听到的一切，所有传到我们耳朵里的声音……也许也包括寂静本身。花点时间来注意这些声音，也许这些声音之间也有寂静的时刻。让这些声音出现、消失……不期待它们，既不期待它们的到来，又不期待它们的中断，只记录下它们的出现和消失……

当下既是时间上的，也是空间上的。也许我们可以更好地观察一下此时此刻所在的地方，静静地、专注地观察，就好像这是我们第一次发现，抑或最后一次发现……

　　保持观察者的状态，继续呼吸、感受、聆听……

　　静静地活在当下，活在此时此地……

　　正念冥想教导我们更多地生活在当下。但是，为什么呢？我们可以从中期待什么？而且，努力保持活在当下，对引导漫游的思想重新回归本质又有什么益处呢？答案很简单：保持在当下有助于我们更好地享受生活，免于沉沦在逆境之中。

品味生活，感受当下

　　活在当下可以让我们更好地品味生命存在的本质，品味构成生活的所有片刻，这并不是件容易的事。

　　我的一位病人参加了医院的正念冥想小组后，告诉我："我尝试过你说的活在当下。感觉不错，问题是它消失得太快了。"也许是因为他才刚刚入门，对于大多数长期有规律的练习者来说，情况恰恰相反——更多地活在当下会让他们感觉时间变慢了、增加了或延长了。

　　大多数日子里，我们懒得去细细品味生活中那些愉快的时刻，比如下班时偶尔抬头看到蔚蓝的天空。我们对那一刻所产生的意识有许多可能的级别划分。

　　第一级无意识：即使天空在眼前，我们也视而不见。因为我们的思想被忧虑和无意识所吞噬，我们完全无意识并且心事重重。是的，"心事重重"这个词用在这里非常恰当——没有幸福的余地，头脑已被忧虑占据。

第二级意识：精神的自动反应减少。我们可以注意到蓝天，从智力的层面也感到了些许高兴，然后会产生一个小小的想法，比如，"这么好的天气，让人感觉不错！"但又立即回到对未来计划的担忧中去。

第三级意识：真正地意识到存在。我们会注意到蓝天，停下来，为这小小的令人愉快的，却又无关痛痒的幸福感到满足。会花时间去看，去欣赏，甚至感到欢欣鼓舞，感受到呼吸的节奏和嘴角扬起的笑容……这感觉哪怕只有五秒或十秒，都已足够。这不仅是一个粗浅的念头，更是一个深刻的感受——因为我们不仅思考了，而且感受到了。

我们将幸福的时刻转化为幸福的体验，这会改变我们大脑中的一切。如果这种情况发生了，那是因为我们停下了奔涌向前的思维，暂停在了当下，细细品味了当下。

恢复：当下的避风港

为了不被逆境淹没，我们需要抓住当下。它就像一个我们可以抓住的浮标，一处可以保护我们的避风港。现在，是时候从我们与生活的战斗中恢复过来了，无论这战斗是大还是小。这一点不仅对我们的病人，对任何面临痛苦和困境的人来说都至关重要。当我们面对重病的诊断结果或充满暴力的新闻事件时，我们都有可能感到无助、不知所措。

当下是一个避风港。当我们被焦虑冲昏头脑，被遗憾扼住喉咙感到窒息时，我们就像被吸入一个虚拟的世界里，对可能发生的事情感到恐惧。我们不会对自己说"这可能会发生"，而是说"这马上就要发生"。

当我们内心深处的痛苦以这些形式出现时，就迫切需要回归现实，并通过呼吸、感受、倾听、记忆来着眼于当下。此时此地，我们还活着。躲避在当下，这不是一种逃避，而是留给自己一个喘息的余地。这可能非常有意义，它可以使我们避免陷入疯狂，或者短暂的疯狂——恐慌之中。

许多练习都在教导我们学会在生活中开启正念。当然，正念冥想并不一定能够解决根本问题，但它给了我们喘息、恢复的时间，让我们不至于溺亡。

懂得珍惜美好时光，懂得知难而退，所有这些都是弥足珍贵的。当然，在某些时刻，我们也需要面对逆境、接受痛苦，去经历它而不是逃避、压抑它。在稍后的章节中，我们将会深入探讨这个话题。

在这之前，我们再做一次练习怎么样？不只是为了发现当下的滋味，也是为了学习停留在当下……

练习4 如何回归当下

让我们慢慢回到当下纯然的状态中。

感受此时此刻正在发生些什么。

观察一下我们是如何呼吸的。是否可以注意到呼吸自然而然地发生，感受每次呼气、每次吸气，直到每个动作都完成，就像我们之前所看到的那样。

现在，身体有什么感受吗？

能听到什么？

又能看到些什么？

是否能够观察到是什么让我们远离当下？是否可以更好地观察到我们思想的活跃？观察一下现在是否有任何冲动而不是就这样静静待着呢？

所以，这就是我们的练习：花时间来观察我们的精神是如何离开当下的，或者更准确地说，观察我们那已经离开的精神本身。

观察此时此地我们的精神是怎样突然脱离当下，又如何突然飘到了其他地方。

这并非要我们控制思考或停止自己的念头，而是观察它要将我们的注意力引向哪里：过去？未来？还是别处？

我们需要意识到这一点。

然后将注意力慢慢拉回来，关注当下发生的一切。

停留在当下，这的确是一个极难把握的平衡。

学习冥想，就是定期花时间来观察这种平衡。

然后，花时间重新调节平衡，一次又一次……然后不知疲倦地再次回到此时此地的当下……

同样重要

我用如此多的笔墨探讨当下的好处，但这并不意味着我们必须永远活在当下。活在当下也给了我们探索过去或者未来的机会。我们需要"现在、过去和未来"这三个时空来继续我们的生活。脱离当下的能力，有时甚至会成为宝贵的创造力，并且赋予内心自由的机会。

但从不活在当下是一个非常严重的错误，是对我们动物或生物本性的极大背离。活在当下是一种让自己扎根的方式，因为我们需要这些根……

此时此刻既不比前一刻，也不比后一刻优越或低下，它们同等重要。因此我们不能仅仅活在当下，而是要定期回到当下。

守护当下

大多数情况下，相较于预期的未来以及悔恨的过去，当下才是最容易受到威胁的。在心理生态的逻辑中，当我们保护脆弱易逝的事物时，我们必须保存将行动付诸当下的能力，我们也必须保留那些"无为""不思""简单存在于世界"的时刻。

首先，正如我们感受到的，心灵的自然运作方式是漫游、探索、监控、展望，并在时间和空间中不断游移。

其次，我们的物质环境逐渐被污染——充满了骚动、加速和流散，这些污染与当下展开了激烈的斗争。电子屏幕不断引导我们偏离正在经历的现实轨道，去往他处，在更舒适、更有利可图的虚拟空间中驻扎寄生。

如果说虚拟世界的诱惑以及便利性容易诱惑甚至困住我们，那也许是因为我们没有照顾好自己，没有对自己的生活负责，以至于渐渐忘记了真实和当下的滋味。当下的味道，或美好，或苦涩，但无论怎样都是有益健康的。屏幕里的虚拟世界之于现实就像薯条之于西兰花——前者更诱人，但毒性也更强……

同样，我们很难与价值观不合又有缺陷的人一起生活。和那些在社交网络上的虚拟人工智能交流，更简单也更具有吸引力。但这可以让我们成长吗？网上又有谁会来爱我们或者向我们伸出援手呢？

最后，在通往当下的道路上还存在着另一个障碍，就是我们自身的情绪。这些情绪常常让我们进入过去或未来中，沉浸在自尊心受伤或烦恼的状态里，思索我们的愤怒或悲伤，并预设我们会予以回击或者进行复仇；不断思考即将到来的困难，陷入担忧和焦虑。我们有时从当下中解脱出来，有时又远离现实，进入我们精神构建的虚拟世界中。

关于现在、过去和未来，我们无须考虑到底哪一个更重要，什么才是优先级，而要去平衡整体，学会自由地选择我们想留在或去往哪里。

对当下的批评：这是一种贫乏吗

有时，一些评论家会觉得非常恼火，他们对此持消极的想法，认为活在当下是一种贫乏的威胁。他们善于误用尼采所说的山羊形象，正如我们提到的那样："它们紧紧地附着在当下。"他们认为活在当下是一种限制性的、动物性的本能而已。但是，如果我们潜心阅读尼采的整段话就会发现，尼采的表述事实上比他们所理解的要微妙得多！请看这段出自《不合时宜的考察》一书中的摘录：

> 但不管是最微小还是最强烈的幸福感，总有一样东西使之成为幸福：那就是遗忘力，或者用更学术性的话来说，在整个过程中感觉事物的能力——只要幸福还在，就可以一直感受到幸福，并站在历史的角度去感受它。一个人，若是不能在当下的门槛之上将自己的过去完全遗忘，不能像个胜利女神一样立于某一时刻而不感到恐惧和眩晕，他就永远不会知道幸福为何物，更糟的是，他也永远不会使别人快乐。

冥想时，我们不是在感受山羊或愚蠢之人所感受到的当下，也不是某些人所说的"没有未来"的观念……而是如尼采所建议的那样，我们需要安定下来，站在"当下的门槛"上。我们试图像个胜利女神一样立足于我们特有的观察点上。我们努力进入这个复杂的当下，这个属于人类而非兽类的当下。它包含了对过去和未来的意识，但要让这些意识消失，并在不影响我们的情况下继续引导我们。

再次重申，冥想并非死板教条地要求我们"只活在当下"。

它更像一个指南针，在引导我们关注诸如"你知道自己的念头现在在哪里吗？"这样的问题，并且还可以丰富我们的思想，让我们不要忘记当下的欢乐和深沉。

因此在接下来的几个小时或几天里，也许我们可以更频繁地花一些时间来认清自己的行为。是时候停下来问问自己：我们的念头在哪里？是在我们的身体中，在当下，还是在其他地方、其他时刻？

也试着利用这些问题，将自己锚定在当下，看看当我们真正将注意力投入此刻正在发生的一切时，生活会变成什么样子。

更好的生活：当下的智慧

一位患者曾告诉我："我越活在当下，就越觉得自己还活着。"事实上，我们生活中的许多事情都是发生在当下的。以幸福为例，我们当然有快乐的回忆，也有对幸福的希望和憧憬，但是，最重要的不就是感受真实存在于当下的幸福吗？歌德曾说："头脑既不向前看，也不向后看，只有当下才是我们的幸福。"正如诗人安德烈·布勒东（André Breton）所说："我正在寻找时间的黄金。"

"当下"这颗黄金带着隽永不朽的意味，如物理学家薛定谔所说："现在是唯一没有尽头的东西。"既然冥想是保持在当下最可靠的方式之一，那么我们就应该尽情享受冥想带来的快乐。

画家、修女亚恩·勒图梅兰（Yahne Le Toumelin）是僧侣马蒂厄·里卡尔（Matthieu Ricard）的母亲，正如她常说的那样："神圣的当下诞生了！"是的，它诞生了，最重要的是，它已经准备好了在我们的岁月中随时重生……

将幸福的时刻转化为对幸福的体验，
这会改变我们大脑中的一切。
这也会渗透在生活的点滴瞬间。

过去、现在、未来——
这不是让心灵享有特权，
而是平衡整体，
让心灵学会选择我们想去的地方，
以及安住之地。

第三章　冥想与注意力

人类从事的所有活动，都需要全神贯注。

——诺瓦利斯《塞斯的门徒》

刚开始接触和学习冥想时，我们希冀内心平静、保持清醒和觉知。但实际情况往往是，我们的脑海里充满了骚乱和喋喋不休的声音，我们注意力涣散，思维游离。训练时，我们努力再次保持专注，但大脑根本不听命令，思绪到处游走，似乎大脑对我们的需求毫不在意……

　　但没什么好惊讶的，因为我们很少关心和理解注意力，更不用说训练它了。未经训练的注意力就像一只野兽或一个上蹿下跳的孩子，随心所欲，无法拒绝外界的诱惑和刺激，所以我们常常心不在焉。

　　那谁会注意到注意力呢？我们中谁会常常培养和保持专注的能力呢？谁有办法做到呢？答案就是冥想的人，因为冥想是卓越的注意力训练法。

理解注意力

如何定义注意力

注意力是一种大脑固有的能力，能让我们的思绪集中在一个明确的对象上，如风景、面容、对话、阅读、思想或记忆……当注意程度足够高时，它便可以"集中"，也就是说，通过努力可以将注意力集中在任意一个自由选择的对象上。

用"努力"这个词，是因为如果不经过努力，那么注意力就只是无意识的。如果任由它漫游、反应，任由它支配自己，那么注意力就会自然而然地对周围任何运动或变化的事物做出反应。

为了使我们的注意力能够在一段时间内，都稳定集中在某个单一目标上，首先要努力拒绝那些来自环境的干扰和刺激，暂时忽略我们所关注对象之外的一切——就算那些事物很吸引人。你注意到了"分心"这个词的意思，它既指缺乏注意力，也指愉悦放松的消遣，那么"分心"怎样同时包含这两个含义呢？

诗人保罗·瓦莱里（Paul Valéry）在其著作《旧诗稿》中描述了这一现象：

> 注意力是指心灵从不活跃状态转变为活跃状态的趋势。……它让人时刻做好准备——过渡到战备状态，从这个意义上讲，注意力类似于视觉，或者更确切地说是调节与聚焦——注意力对事物感知，就像视网膜

的调节和视觉的聚焦一样。

所以在某种程度上说，注意力就是心灵的眼睛。那么，我们是否能够随心所欲地将这只眼睛固定并聚焦在我们所选择的对象上呢？比如，试想自己将全部的注意力放在那道平静安详、泛着微微蓝光的遥远的地平线上。

注意力的复杂性和难度

注意力是一种人们不易察觉的心理功能，理解并能游刃有余地控制它，对于平衡我们的内在至关重要。法国主教、神学家波舒哀（Jacques-Bénigne Bossuet）评价道：

> 注意力是一个我们时而能控制，时而控制不了的东西。它有时让人痛苦，有时想摆脱人的控制。

这的确是一个对注意力极佳的觉察，不是吗？注意力的确可以受人摆布（当我们试图集中注意力时），有时却不听人的指挥（当它想摆脱人的控制时），它也会让人"痛苦"（我们将这种情况称为注意力疲劳）。这些都在提醒我们，如波舒哀所说，注意力需要"放松"，这意味着它需要定期休息……

最后一点，注意力本身并不受心灵欢迎，只有当它背叛我们、让我们失望、惹恼我们时，我们才会注意到它！瓦莱里说："注意力—— 一种只有当它消失或变弱时你才会注意到的状态。"关于注意力，罗曼·罗兰有一个同样准确但更诗意的说法，当描写到那心烦意乱的女主人公时，他说："无论她如何努力，她注意力的结总是系不上。"

集中注意力的难点具体在哪呢？主要有两个方面：一方面在于注意力的分散性，另一方面在于它的聚焦性。当两方面都不受控制时，我们的注意力就遇到了困难。

注意力分散？回想一下这些难以集中注意力的情景：面对一项艰巨任务时，感到疲惫或气馁；想做安逸的事情，不想付出努力；漫无目的地刷手机，或者发呆做白日梦，总之心不在焉。

注意力过度聚焦？请回忆一下这些情景：痛苦、忧虑萦绕于心，被一项计划困扰，被心中的一个期待所折磨……以及所有那些让你无法将注意力转移到你必须做的事情上的时刻——这时我们无法专注于工作、生活，甚至难以专注于睡眠。

所以，当我们应该学习、理解、反思、倾听、记忆时，我们就希望控制好注意力，不是吗？这时，我们就希望重新掌控它，并更好地引导它。

注意力训练的必要性

令人惊讶的是，过去很少有心理学家研究注意力，也很少有人分析过它在我们的内心和短暂生命中起到的关键作用。美国心理学家威廉·詹姆斯（William James）是个例外，他在1890年出版的《心理学原理》中写道：

一次又一次，有意识地将分散的注意力再次聚焦的能力，是判断力、性格和意志力的基础。如果一个人不具备这种能力，那他就做不了自己的主人。能提高这种能力的教育必将是卓越的教育。

威廉·詹姆斯还强调了注意力的无意识聚焦在压力过大和思虑过重时起到的作用：

对抗压力最好的武器就是，我们可以自由地选择想法。

实际上，如果我们能够完全控制想法，选择我们想要的思维方式，那将会避免多少痛苦！所有的精神科医生也都将失业！

但是如何锻炼注意力呢？我们真的能锻炼好这种难以把握的能力吗？当然。每种冥想流派都有相关练习，其中很多练习的高效性已经得到了当代科学家的认可。

下面我们进行一个有关注意力的小练习：

练习5 聚焦注意力

在冥想中，人们经常利用呼吸来锻炼注意力。

因此我想邀请你，慢慢地将注意力集中在呼吸上，感知呼吸带来的变化：感受吸气时空气被吸入，呼气时空气被排出……

在这个练习中，重点是感受呼吸，而不是思考，而且要非常细心地感受！观察其中的细节……

例如，察觉和感受到吸入的空气可能比呼出的空气稍微温暖一些……察觉和感受胸腔和腹部的运动，它们随着呼吸的节奏升降起伏……

不要试图控制呼吸方式……允许呼吸自然地发生，我们只需要保持观察。

如果意识到注意力不再能集中在呼吸上了，也请接受这个事实，然后再次将注意力拉回来，继续练习……

如果它再次分散了，那么就请再次将它带回来，10 次，100 次，这都是正常的，这就是冥想训练的一部分。

每当你发现自己走神，并将其带回呼吸时，你就是在锻炼和开发注意力了。这就是加强专注力的方式。

在这个练习中，注意力的分散和思绪的游离就像跑步时的喘息，再正常不过，无须给自己下定论，不要认为自己永远无法做到。但如果非有一个结论的话，那就是你需要反复练习。正如跑得越多，跑起来就越容易。

所以，冥想得越多，就越能了解如何将注意力引回呼吸或任何其他目标上去……

注意力的状态

为什么要关注呼吸

归根结底，为什么要依靠呼吸来培养我们的注意力呢？因为我们的注意力会自然而然地被运动着的物体吸引、捕获。

事实上，注意力是人类一种古老的适应功能：对动物而言，它的作用是探测环境中的所有变化。首先是为了更好地发现潜在的危险（如捕猎者的行动），然后是寻找可能的资源（如水、食物或适合休息的区域）。

但在物种进化的过程中，注意力的首要功能当然还是侦察危险。如果动物注意不到捕猎者的行动，它就将面临死亡的危险。如果它们注意不到食物或水源也没关系，因为总有很多机会去继续发掘。

这可能就是为什么我们的注意力更容易被运动变化着的东西所吸引，我们将这些东西称作"移动着的目标"。因此如果一个人面对燃烧的木头或大海的波涛，他的注意力就会自然地被火焰和海浪吸引。同样，我们也会被火车车窗外移动的风景所吸引……

还好，冥想训练不一定非得生火、坐火车或去海边！因为我们拥有一个极其方便且随时可用的"移动着的目标"：呼吸！只需要将我们的注意力集中在它上面……呼吸这类自然的运动有两层好处：它们的运动会吸引我们的注意，并且运动节奏缓慢，可以平复情绪，让我们更容易沉浸在当下。

禅师弟子丸泰仙（Taisen Deshimaru）引用过著名禅宗大师道元（Dogen）的一句话：

> 我们无法回到吸气前的一刻。每吸完一口气，我们就无法再重复这个动作了。这就是为什么你必须用心做好它。没有什么可以获得，没有什么可以变成；无须寻求真理，也不要逃避幻觉。仅仅安住在我们的心灵和身体里，全神贯注地活在当下。然后，纯粹的、包罗万象的、无限的意识就会出现……

也许，纯粹的、包罗万象的、无限的意识不会立刻出现。但在此期间，时常保持与呼吸的连接，关注每一次的吸气和呼气，这是一个比我们想象中更强大的练习。

比如，从心理角度上讲，纯然地、全意识地关注呼吸时，呼吸就会变得更缓慢、更深入，从而产生镇静情绪的效果。同时，还有一个益处：我们的注意力是有限的，因此全神贯注地将注意力放在呼吸上时，我们也将不再关注其他烦恼。

这个防止思考（针对所有人）和思虑过重（针对焦虑和抑郁人士）的练习，恰恰解释了为何冥想对失眠或焦虑有显著疗效。有研究表明，睡前进行 20 分钟慢呼吸练习，可以显著改善睡眠质量（不仅能加快入睡速度，还可以减少夜间醒来的频率和时间）。

但不要跑题，让我们再回到注意力这个话题上来……

注意力如何发挥作用

如果深入了解一下注意力的运作方式，就会发现它并不是一个静态的状态，不会像卫星一样，一旦稳定在轨道上就不再偏离。注意力运作是一个动态的过程，所以它并不稳定，这就是为什么需要不断地对其进行调整和加强。

一方面，注意力很容易疲劳，就像一块因负荷过重而能量耗尽的肌肉；另一方面，外界环境（不论是大自然，还是人为打造的世界）不断争夺我们的注意力，努力吸引心灵的关注。

比如，在自然界中，花朵和植物通过颜色、形状和香气竞相吸引昆虫的注意力以传播花粉。在城市里，广告和橱窗也同样在争夺消费者的注意力。手机和电脑上的情况更加糟糕，所有的设计都是为了奴役我们的注意力，以便我们可以持续不断地刷屏，直到精疲力尽（当然，还可能让我们刷爆信用卡）。

关于这些注意力陷阱，神经科学家让-菲利普·拉夏（Jean-Philippe Lachaux）对"注意力吸引"和"注意力捕获"进行了区分：我们可以不费太多力气地摆脱前者，而摆脱后者将更加困难且耗费精力。

正念冥想是优秀的注意力锻炼方法，可以应对以上这些陷阱。例如，避免"注意力吸引"转化为"注意力捕获"。前者（注意力吸引）是对新事件的定向反射，如对声音、想法、情感的反射；后者（注意力捕获）是对无法控制的图像、想法或情绪的持续性反应，如深思熟虑、沉思。

拉夏将注意力训练比作锻炼平衡力，他说："保持专注就像行走在一根钢丝上，掌握好平衡才能不坠落。"这个练习比较复杂。我们将"钢丝"的尽头比作注意力目标，并且需要花费些时间和耐心才能达到；"钢丝"的宽度代表任务的难度，也就是我们需要保持注意力的难易程度。我们对注意力的控制程度决定了摇摆的幅度，在这个过程中，我们很可能被别的欲望吸引导致分心，或者甚至掉落（这就意味着我们完全控制不了注意力了）。正如表演平衡杂技的演员可以锻炼平衡力一样，我们也可以通过冥想锻炼注意力。

神经系统科学的研究人员通过磁共振成像（MRI）研究了注意力的波动，并且通过观察大脑不同区域，了解了这一过程的产生及其不同阶段：

- 思绪漫游阶段：主要涉及后扣带皮质和楔前区等；
- 意识到自己分心的阶段：涉及岛叶、前扣带皮质等；
- 注意力重新回归阶段：激活了背外侧前额皮质和下顶叶等；
- 注意力相对集中的阶段：背外侧前额皮质处于持续运转状态；
- 思绪重新漫游，并重复以上阶段。

没错，我们大脑的工作量非常大！就像之前练习中所体验到的那样，我们的思绪不断地在呼吸和思想之间穿梭……

提高注意力的两个冥想练习

虽然注意力的运作很复杂，但提升它的练习有很多。简单来说，冥想训练主要涉及两个方向：

• 集中注意力练习：选择一个目标，如呼吸，并假定其他一切都是干扰。

• 开放注意力练习：假定一切都不是干扰，并且在这期间发生的一切都值得我们持续地关注。

冥想为训练注意力提供了两个方向：一是集中注意力练习，旨在培养我们的专注力；二是开放注意力练习，旨在培养转移注意力的能力。转移注意力，换句话说，就是明白我们要如何从顾虑重重的陷阱中解脱出来，这也并不容易。

因此我要引出一个小练习，帮助你进行开放注意力的训练。

练习 6 开放、流动的注意力

这是一种开放、流动性的注意力练习，可以接纳和观察一切，同时你的注意力不会落入任何事物设下的陷阱，也不会受其困扰。

当然，一切始于注意力的稳定。

就像之前的练习一样，我们首先将注意力集中在呼吸的运动变化上，花时间好好感受每一次吸气和呼气……

保持对呼吸的关注……同时将注意力的范围扩大到身体浮现的感受上……随着每次吸气和呼气，观察这些感觉是如何变化的……

下面，我们将注意力的范围继续扩大到耳朵，倾听和接收周围的声音……不对其做评判，只是注意它们的出现、消失，另外也可以留意寂静本身……

在呼吸、感受、倾听的同时，也允许思绪在头脑中出现，但不要对它们穷追不舍，不要陷入其中，也不深入思考……允许它们出现和消失，让思绪如云朵在天空中飘过，我们要做的仅仅是纯然地观察……

尽我们所能地保持注意力对一切事物的开放状态，允许所有事物出现和消失……

保持注意力的开放，不被任何事物束缚……

每当我们意识到注意力变得封闭、狭窄——比如，被某个声音、某个思想或某个身体感觉吸引时，我们就将其记录下来，试着接纳和允许它们的出现，然后重新关注除此之外的一切事物……

在实践中练习

或许，现在你对冥想中的注意力训练所带给我们的益处有了更深的理解。

或许，你也明白了为什么教育界做了许多研究和实验：它们的目的就是帮助儿童和青少年了解冥想的基本知识，因为冥想可以帮助学生提高学业表现、保持情绪稳定。

最后，相信你也能明白了为什么冥想对成年人而言同样不可忽视：因为我们的物质社会正在进行一场隐形的战争，我们正与那些试图吸引、捕捉，甚至掠夺我们注意力的一切做抗争，如广告——它唯一的目的就是夺取我们的注意力，促进更多的消费。

2004 年，法国 TF1 电视台的一位主管在谈到他们的广告部门时，这样说道："我们卖给可口可乐公司的是人们能支配自己头脑的时间。"注意力对每个人而言都非常宝贵，因为是它支配我们绝大部分的行为，包括我们的消费行为。然而，随着商品种类越来越过剩，商家对消费者注意力的争夺之战也愈加激烈。因此作为消费者，我们就面临越来越多的诱惑和骚扰。

我发现一个有趣的现象，英文 "Pay attention, please"（意为"请注意"）中 "pay" 有"支付"之意。法语 "prêter attention à quelque chose"（意为"注意某事"）中的 "prêter" 则是"提供"的意思。这两个表达都强调了集中注意力的这段时间的价值，意味着注意力就像商品一样。这就是为什么需要更加关注和保护我们的注意力，使其免受那些看似友善无害的诱惑和掠夺，也避免注意力受到它们的攻击和奴役……

几条实用的建议

我们建议抵制不必要的干扰，以保护心灵的环境。例如，在用餐或与家人共度宝贵的时光时，请远离屏幕；又如，工作时尽可能使用邮件和短信的自动回复模式；再如，关闭短信或邮件提醒，并自主决定何时查看信息。

持续地保持注意力集中很难得、很有必要，白日里注意力被打断，就像夜晚睡觉时被惊醒一样。这一定不是件好事！就像起夜使睡眠质量下降一样，常常中断注意力会影响我们的思考能力。

当然，集中注意力过久也会导致疲劳，所以应当有规律地让注意力得到休息：

• 每30分钟或40分钟，或每当我们感到注意力减弱时就休息一下。休息时，不要马上去看手机或电脑来"转移注意力"，因为这只会增加注意力的疲劳感。我们可以活动活动身体、散散步、伸展四肢等。

• 尽量保持单线程任务。多线程任务只是一个虚假的神话，因为同时进行多项任务会增加出错的风险，并导致注意力的负担过重。

• 了解自己最佳的注意力集中时段，以匹配不同难度的任务。对大多数人来说，上午10点至12点和下午4点至6点之间是注意力最容易集中的时间段。

• 每天进行多次呼吸练习，来提升我们的注意力。大脑中有一组位于脑干中的调节呼吸节律的神经元（称为"前包钦格复合体"），它控制着脑中与注意力、觉醒和焦虑有关的区域——"蓝斑"。

另有研究表明，专注于呼吸可以缓解压力和负面情绪：通过激活调节大脑背外侧前额叶皮层区域，以及减少大脑杏仁核的活动，来实现减少负面情绪。

提高注意力不是一道选择题

当环境发生深远、长期且迅速的变化时，我们必须学会重新适应它。而我们的环境，特别是文化环境，近年来已经发生了巨大的变化：变化迅速、数字化和非物质化的文化颠覆了并仍在颠覆我们的大脑。

因此技术和商业的进步使我们的注意力越来越不稳定、遭受越来越多的侵扰。这就需要我们进行根本性的心理变革，显然掌控注意力是变革之一……

诚然，外界刺激会引导我们注意力向外转移，它让纷繁的信息侵入我们的意识，这对帮助我们放下自我、避免过于"以自我为中心"来说是好事。但现如今，屏幕和广告往往推动我们变得"自我离心"，让心飘向了极远的地方，以至于我们彻底忽视了自身和自身的需求……

德国有一句谚语："魔鬼藏在细节中。"不论我们的智力多高或意愿多么强烈，如果缺乏足够的注意力，我们就不能把自己的生活引向理想的方向……

因此我们要关注"注意力"：它值得我们关注，而且我们自身也同样值得关注。

以呼吸为锚，

安放注意力，

缓解情绪，

并让我们更好地沉浸在当下。

注意力是心灵的眼睛。

第四章 冥想、身体与健康

我的身体是一座花园，我的意志是园丁。

——莎士比亚《奥赛罗》

过去很长一段时间以来，西方人都认为冥想是对重大问题进行深入、长久地思考，如思考生命、死亡、无限或冥土等。哲学家们冥想，诗人们也进行冥想……但在东方学派的影响下，如今的冥想不再仅仅是一种智力活动，也不只是闭上眼睛，让身体静止，像尊雕像一样沉思，好像进行冥想就是完全不活跃，完全做无用功一样。

　　现代的冥想方式更多需要动用身体来帮助我们活跃精神，需要了解思考和感受。这意味着我们要认识到，正确使用身体会为精神世界打开新的大门。

　　"没有人知道身体能做什么。"荷兰哲学家斯宾诺莎（Baruch de Spinoza）这样写道。那么，是否存在一种身体的内在智慧，需要我们倾听并允许它进行表达呢？

与身体的关系

通常，我们与我们的身体有什么样的关系？

通常，我们与自己的身体保持着一种功利的关系，把它当作一个工具，让它帮助我们行动或进行娱乐。有时，我们也不喜欢身体这个工具，因为身体让我们不舒服。还有一种最常见的情况是：我们有时甚至忘记了自己还有一具身体的存在，重新变成了一团纯粹的精神。这时，我们只认同自己的思想和欲望。

这种与自己身体之间的关系是荒谬的，也意味着我们对身体的不敬。最重要的是，这极大地限制了它。只要我们肯花些努力，多为身体做点什么，我们将收到它更多的回馈。但怎么做呢？如何摒弃功利性的观念，与身体达成一种平等合作的关系而不是支配关系呢？

这正是冥想的目标，冥想就是一个通过保持身体外在静止、内在活跃的方式来充分调动思想的妙法！

身体和精神是不可分割的整体

尼采对不尊重身体的态度和行为表示愤怒："我有一句话要对那些蔑视身体的人说，我不要求他们改变信仰，但是我希望他们可以解放那不被尊重的身体——这将让他们哑口无言。"这一无懈可击的逻辑，合理地表达了他的不快，让人无言以对。

身体和精神是不可分割的整体。有人或许将"笛卡尔的错误"[1]误解为"身心二元论"，实际上这是对该思想的扭曲。二元论是一种区分，而非是对立——精神与身体并非对立而是分立。但正如我们今天所说，身体与精神相互依存，它们的命运就如同骑士和他的坐骑，或是驯象员与大象的关系。它们别无选择，只能相互理解，相互尊重，最好能够相互爱护与照顾。

身体和精神虽不可避免地相互关联，但它们又是分立的个体，就像一对老夫妇。我们每天都可以在医院看到这样的场景：对医生来说，为了好好照顾病人的身体，必须理解病人的心理状态，这同样重要；为了照顾好病人的心理状态，我们也要教病人如何照顾自己的身体。正如我们看到的，医学如此，冥想亦然，冥想就是一种对心灵的科学照护。

但一定要注意，尊重身体不仅仅是一种精神上的让步，即大脑承认肉体的重要性、承认肉体的地位至高无上，旋即转向其他事物。尊重身体，意味着每天都要给予它关注。

改变我们与身体的关系

改变我们与身体之间的关系，具体需要怎么做呢？这在日常生活中又意味着什么呢？首先当然是要照顾好它。例如，定

1　"笛卡尔的错误"（Descartes' Error）这一理论提出，情感在决策中的作用同样重要，甚至可能比理性更重要。这是对笛卡尔"我思故我在"理论的一种挑战，笛卡尔认为理性和情感是相互独立的。

期让它动起来，通过竞技运动，或者最好是通过体育锻炼来实现。因为体育锻炼不管是对自己还是对别人来说，都是一种不关乎输赢和高下的运动，不会有任何压力，它的重点只在于专注享受运动本身和不断探索自己能力边界所带来的乐趣。科学地给予身体营养也同样重要，多吃水果和蔬菜，保持它应有的休息和睡眠时长，以及定期抚摸和关怀，不要等到它生病才想起给予照顾。总之，我们应该关心我们的身体以及身体的幸福。

我们也可以更进一步地了解和探索我们的身体，就像许多冥想练习所建议的那样。

冥想与身体

在冥想指导中，通常第一条就是关于姿势的建议，保持身体的姿态是练习的基础，这里所说的姿态就是要保持"挺拔而庄重"的坐姿。当你刚开始练习的时候，不必用"莲花或半莲花坐姿"来折磨自己，一张简单的椅子就足够了。

其次，传统教学建议受训者闭上眼睛或者半闭着眼睛看向地面。这是为了避免视觉刺激导致分心，引起头脑不必要的激动。

最后，在每次开始冥想的时候，无须刻意地保持绝对不动。你可以轻轻地改变和调整姿势，不必僵硬或紧张。"如如不动"是心灵稳定带来的自然结果，不应是一个严格的限制。

可以说，这种身体姿势与特定的"心灵姿势"相关，这种"心灵姿势"基于一种开放、好奇、倾向于观察而非控制的态度。同时，也应是善意的、包容的，面带微笑地来接纳思绪的分离和游荡，并一次又一次地将注意力拉回练习中……

练习 7 身体觉知

你可以坐在一张椅子上。如果你已经坐在了椅子上，请坐在椅子的前半部分，这样你的骨盆也会稍稍往前倾斜，并且下背部也会稍稍弓起。

如果可以的话，让背部离开椅背，并且确保你自己一直保持这种姿势。这有助于让自己保持清醒，也有助于顺畅地呼吸。

保持后背挺直，肩膀张开，颈部挺直而不僵硬，稍稍收一点下巴……可以将手放在大腿上，双脚平放在地面，保持腿部自然分开……

花点时间做几次深呼吸，保持注意力的稳定……

在此时此刻，将自己与身体连接起来……

是否察觉到了什么？有什么感受吗？

花一点时间让注意力在身体中漫步，收集感受到的所有信息，可能还有来自身体的抱怨……

欢迎所有的感觉……无论它们是令人愉快的还是令人不快的……暂时都不要试图改变它们。

如果想要活动一下，变换位置，当然可以。但是，在此之前，请花点时间观察一下为什么你会产生这样的需求：是身体哪个部位在要求这样做？通过什么想法得来的？现在是什么感觉？有什么冲动？

经过这一系列的观察之后，让身体缓慢移动，在过程中充分地意识和感受，然后观察身体的新状态以及这个姿势带来的新平衡……

然后，再花点时间有条不紊地从脚到头探索身体的其他部分，即使是身体中那些沉默的、不善言辞的部分也要进行探索，还要探索的就是有机体中那"沉默的大多数"，或者悄悄快乐着的部分……

双脚和双腿……骨盆……腹部……胸腔……后背……肩膀和脖子……脸和头部……

在自己的身体里漫步，就像一个步行者在一个熟悉且喜爱的地方散步一样……同时还伴随着持续的呼吸……

冥想、失望与放松

在这个小练习中，你感到愉快吗？如果答案是否定的，这也很常见，请不要担心。很多时候，冥想都会辜负我们的期待。刚开始练习冥想，我们总希望让头脑平静下来。但实际上，我们发现更多的是嘈杂纷乱。对于身体的感受也是如此：一开始，我们期待着获得安逸、放松、轻盈的感觉，甚至希望忘记身体的存在，但更常见的是不适和痉挛。

这是因为当我们全神贯注地冥想时，首先意识到的就是我们在练习之前没有注意到的压力和紧张的信号。它们被忽视太久了，因为头脑总是沉浸在日常的行动或分心在外部世界中。

此外，当我们沉浸在某事里面，特别是沉迷在虚拟世界中时，可能会出现一种骇人的、令人担忧的状况——那就是注意力与身体严重分离。面对屏幕时，我们的身体处于危险的状态，因为它被忽视了。我们有时甚至忘记眨眼来让眼睛得到休息（从正常的每分钟 16 次眨眼减少到 6 次），甚至还忘记呼吸（这就是一些研究人员所说的"电子邮件呼吸暂停症"）。我们会弯下腰，身姿也变得松垮、颓废，等等。

让我们再回到冥想这个话题上来。练习时，我们会遇到身体的痛苦或不适，而冥想可以帮助我们减少这些痛苦和不适。首先，冥想让我们看到了以往忽略的问题；其次，冥想给我们提供了一种不同于放松的方法，这是一个很好的机会，可以提醒我们这两种方法之间存在的差异。

放松的目的是让我们释放压力、减少紧张。有时，这个效果是非常可观的！印度的大师斯瓦米·帕拉吉南帕德（Swâmi Prajnânpad）经常说："爱一个人就是帮助他释放紧张和压力。"因此放松无疑是对身体的全面关爱，它甚至超越了仅仅针对放松肌肉紧张的技术，因此从这个意义上来讲，放松是有益的。

但冥想的意义更为深远。通过冥想，我们不会放弃让自己平静下来，也不会放弃减少痛苦。我们不会放弃做好自己，但是我们不会从这一点出发，去期待立即减少痛苦和压力。我们走上了一条令人困惑且迂回的道路，即认知和理解痛苦机制的道路。这条道路可以帮助我们打破错误的循环，以规避它们带来的后果。

冥想、疼痛和痛苦

现在，我们要再次面对冥想的一个经典悖论：不回避或消除痛苦，而是首先允许、接纳它的存在；专注地观察它是如何在身体中运作的，体会它带来的感觉、想法和冲动。

很多病人对此感到困惑，甚至害怕，他们说："这种方法只会增加我的痛苦！我完全不想再仔细回忆对我造成痛苦的事情。我需要的是完全忘掉它！越是关注痛苦，就越会思考痛苦，不是吗？"

是的，但不完全是。这取决于我们如何"关注"自己的痛苦。对此，让我们补充一点：分心有时候是有帮助的。当痛苦或问题不是很严重时，或者这些痛苦和问题会随着时间自然而然地消失的时候，转移注意力或试图采取行动又何尝不可呢？但是，在面对严重或反复出现的痛苦时，如果转移注意力不起作用，那么最好还是采取其他办法。

在这个时候，冥想就可以引导我们接受和理解自己的痛苦，因此从长远来看，冥想可以帮助我们从根本上减少痛苦。

在进一步展开之前，让我们一起讨论一些词汇方面的问题，即关于疼痛和痛苦的区别：

疼痛是让我们有机或真实的部分产生痛苦。比如，牙痛不是来自我们的头脑，而是来自牙髓和牙神经的损伤；哀悼时的疼痛来源于所爱之人的死亡。不幸的是，冥想并不能消除问题和逆境本身。它不能治愈牙痛，也不能使死去的人复活。

痛苦与疼痛相关联，是疼痛在心理层面上的影响。它与所有的思想相关联，比如预期（"这永远不会停止""我撑不下去了"）或遗憾（"当我没有痛苦的时候，生活是多么美好啊"）。在痛苦中，我们不仅仅停留在疼痛和逆境中，我们强迫自己——当然，我们是出于无可奈何才这样做，这不是一个自虐的问题，而是做蠢事——接受一种双重痛苦（佛学中称之为"第二支箭"）：我们通过关注疼痛从而放大疼痛感，并且在疼痛身上还加诸了沉思、思考、遗憾，以及关于恐惧或悲伤的情绪……

单单是疼痛就已经让我们目前如此不幸了，怎么样才能止步于此呢？首先，停止徒劳地与疼痛抗争，接受它的存在，哪怕只是暂时接受。如果是身体上的疼痛，尤其是疼痛难忍的时候，当然要进行医学治疗。其次，要注意不让自己陷入关于疼痛和逆境的思维与情绪中。最后，要不断扩大自己的注意力。

理论层面到此为止，然后就需要进行实践了，下面的练习将帮助你了解如何处理身体的不适……

练习 8　如何处理身体的不适

保持一个直立但不僵硬的姿势。

关注你目前的状态：你呼吸的状态……你身体的状态……

现在身体中是否有哪些部位感到疼痛？

如果这些部位的疼痛感不是太强烈，或只是有点不舒服（比如风湿病引起的疼痛、胸部微痛，好像有东西撑着一样，还有肌肉紧张），或者只是略感不适（比如耳鸣、胃部不适）的话，那么以这样的状态来进行练习是非常完美的。最好不要在疼痛或者不适感非常强烈的时候开始练习。观察疼痛或不适的感觉：这种感觉到底在哪里？这种感觉的性质是什么（是紧张、压迫还是烧伤）？这种感觉会随着呼吸、时间改变，或者会无缘无故地改变吗？花点时间来接受这种痛苦或不适，把它们视作不请自来的客人，既然它们已经存在了，就必须面对……

　　接下来请花点时间观察你的想法对疼痛的反应。如出现了某些想法（"必须马上停下"），或者出现了某些冲动（"我必须要动一下，必须做点什么"）。

　　尽你最大的努力来观察和感受身体的其他部位，观察那些没有疼痛的部位。

　　扩大注意力范围，这意味着要关注到其他的一切，允许疼痛存在，但要避免它占据全部的注意力，同时还要把注意力分散到其他地方：通过观察呼吸的动作，倾听周围声音等来转移注意力的焦点。如果愿意，请睁开眼睛，冷静地、仔细地来观察周围的一切……

　　每当注意力重新集中在疼痛时，请不断地重新将注意力的焦点进行转移。也许在注意力的范围中，疼痛依然处于中心位置，但要知道它并不是全部……

尽你最大的努力，亲切、温柔地对待自己的身体以及疼痛的部位……

尝试随着每一次吸气，把气流带入疼痛的部位，并观察会发生些什么，就好像每一次呼气、每一次吸气都将呼吸穿过这个部位一样……

一次又一次，不断呼吸……

好奇、温柔地观察着你呼吸着的身体。倾注你所有的注意力，去观察身体中的每一刻所存在的一切……

通过冥想减少痛苦，并更好地容忍痛苦

这当然并不容易。但是，只要定期练习，冥想对减少痛苦将大有裨益。因此许多医院的疼痛门诊在使用药物、放松疗法、适当运动等方法的同时，已经开始把冥想作为辅助手段来帮助病人缓解疼痛了。

冥想不仅可以缓解身体的疼痛，也适用于缓解精神上、心理上的痛苦。现在我们已经将冥想应用于精神病学的治疗了，治疗我们所谓的"情绪障碍"，即压力、焦虑和抑郁所带来的痛苦。

在《负重与神恩》一书中，哲学家西蒙娜·薇依（Simone Weil）写道：

不要试图避免痛苦，也不要努力减轻痛苦，而是要不被痛苦所影响。

是的，这是我们力所能及的：不被痛苦伤害，不沦为痛苦，不让痛苦控制我们的思想。这也正是冥想的目标：减少痛苦并且更好地忍受痛苦，甚至一些对悖论感兴趣的人也这么说……

健康与冥想

在健康方面，冥想的好处不仅在于减轻痛苦。近年来的研究表明，冥想在生物学方面也会产生作用。冥想能够"深入"细胞领域，改善我们的免疫反应，减缓某些衰老的过程，并且阻断炎症的传导机制。

这些研究的结果经常见诸报端，着实令人震惊，但并不让人讶异，也完全不是什么奇迹，这只是证实了冥想就像身体锻炼和健康饮食一样，每当以这种方式来照顾身体，它就会以百倍的成效来回馈我们。

冥想对健康的影响是通过所谓的"神经心理免疫学"来进行的。这是一门交叉学科，它研究的是心理状态、神经系统和免疫途径之间的关系，这三者之间的关系非常紧密。虽然，这门跨学科的确切机制还有待建立，但其中最令人信服的一个成果是承认了冥想在情绪调节方面的作用：定期冥想会有效减少压力并增加愉悦的情绪。或者更确切地说，冥想让我们有意识地将我们所经历的愉快情绪深深地铭刻在内心，并保护身体免受坏情绪的影响。就正如上文中所说的，让我们"更好地忍受痛苦"，让痛苦不那么猛烈，出现得不那么频繁，持续的时间不那么长久。

冥想是一个具有决定性意义的行动，因为压力及其所伴随的痛苦情绪不仅是心理现象，不幸的是它还会损伤身体。同样，积极的情绪不仅仅是令人愉悦的，它们也能够保护并且修复我们的身体。因此冥想带来的情绪改善对健康来说是至关重要的。

冥想与身体智慧

还有其他研究证明冥想能够增加智慧。也就是说，冥想帮助我们更好地理解情绪是如何产生的，最重要的是，冥想帮助我们更好地明白情绪是如何持续下去的，并且是如何影响我们的思想以及世界观的，不管这些影响是好是坏。同时，冥想让我们更容易留意到身体发出的信号，以便在必要时快速进行干预，从而限制压力，增加生活的幸福感。

这自古以来就是一个常识，并且是一个从实践中验证出来的常识！冥想让我们每天都能够跟自己的身体保持长时间的亲密和温存。以下是一些例子：

• 每天花点时间活动身体，带着全意识做几次正念伸展。现在就开始做：站起来，慢慢张开双臂，尽可能张到最宽，稍微拱起你的背部，深呼吸并观察身体的状态……然后把你的双臂举向天空，同时踮起脚尖……保持自然呼吸和全意识感受……不求表现得多好，更不求超越极限，而是做到你最好的程度。

· 无论你在哪里，都要定期检查身体的状态和潜在的紧张感，然后让身体进行深呼吸。并且永远都选择一个让身体最舒服的姿势，保持身体笔直而不是萎靡柔软。

· 如果你从事的是久坐不动的工作，如果你需要长久地盯着屏幕，那么当你空闲的时候，不要沉迷于手机，而是要站起来。多走几步，将双手放在你的胯部，尽量活动到全身的肌肉……还有我们之前已经说过的，要记得经常眨眼，经常进行深呼吸……

照顾好自己的身体，就意味着你更有可能拥有一个好的头脑。反过来说，安抚好自己的心灵，就意味着可以帮助你调理好身体。花点时间来减少自己的忧虑和痛苦，不要让消遣娱乐和无用的数据信息填满你自己。所有的这一切，都可以帮助我们的身体不因过多的烦恼而感到痛苦，同时也让我们不会对内心所担忧的错误警报做出不必要的反应。

最后，要学会用心爱自己的身体。我们的智慧有时是匮乏的。听听哲学家米歇尔·福柯是如何与自己的身体，以及如何与自己做斗争的：

> 我不能离开它，不能就这样把它留在原地，自己却径直走开。……每天早晨，同样的存在，同样的伤口。在我的眼前，我看到的是镜子强加给我的无可避免的形象：瘦弱的脸，驼背的肩膀，近视的目光，没

有头发，真的不好看。而我将必须在我这令人讨厌的
丑陋的躯壳里，在这个我不喜欢的笼子里展示和游走；
我通过这个栅栏说话、观察他人和被他人观察；在这
副皮囊下面，我会停滞不前。我被判处囚禁在自己的
身体里，并且孤立无援。

柏拉图在他的《高尔吉亚篇》中告诉苏格拉底说："我们
的生命就是死亡，我们的身体是墓穴。"米歇尔·福柯似乎也
是这么想的。但是我们也可以这样说——我们的生命就是生
命，我们的身体是享受生活的美丽容器。

我记得，在一次印度之旅中，我见到了两个苦行僧，他们
行动无比缓慢、仔细又耐心地沐浴梳头。我的印度导游说，在
他们的信念中，身体就是一座需要精心呵护的寺庙。这个说法
对我来说很奇妙，后来我回到了西方，并且在圣保罗的第一封
哥林多前书[1] 中发现了一些相似之处："难道你们不知道身体是
内心圣灵的寺庙，是你们从神那里得来的，并不属于你们自己
吗？"（《哥林多前书》6:19）无论我们的身体是生命的给予还
是神灵的馈赠，我们都要保持它良好的运转状态。在钦佩它精
妙与美好的同时，记住永远不要蔑视和忽视它。最重要的是，
给予身体以感恩和关爱。因为我们只有一个身体，就像我们只
有一次生命一样。

1　圣保罗的第一封哥林多前书，出自《新约》的引用。是使徒保罗写给
　　位于希腊科林斯的基督教社区的一封信。

内心的生态

> 当身体在移动或工作时，观察心灵；当心灵发生
> 变化时，观察身体。

这是德国诗人、哲学家诺瓦利斯（Novalis）的建议。至此，你或许已经明白，冥想是一种使心灵和身体之间建立紧密连接的方法。它创造了非功利的、更平等的和谐关系。

从这个意义上说，冥想可以被视为一种创造内心生态的方法：它使我们从唯一的精神和逻辑思维中解脱出来，并与我们所在的环境建立多重连接。当然，这也就是跟我们的身体建立连接，或者往大了说，是跟我们身体周围的整个世界建立连接。

冥想也帮助我们培养与身体之间的良好关系，这种关系就类似于与其他人或与自然建立起来的关系。不仅仅是使用、控制或奴役的问题，而是长期和谐共存的问题。因为我们拥有共同的命运，我们需要完全并且绝对的相互依赖！

冥想，
就是借由安定的身体，
让智慧升腾。

冥想有一个经典的悖论：
面对痛苦，
不回避，也不试图消除，
而是首先允许、接纳它的存在。

第五章 冥想与思考

有时我思考，有时我存在。

——保罗·瓦莱里《与外科医生的谈话》

禅宗公案中有一则小故事：两位僧侣在前往寺庙的路上需要蹚过一条小河，这时他们遇到了一个年轻女子，她正在犹豫怎么过河。于是，年纪较长的那位僧侣提议把女子背过去。过河之后他让女子下来，然后二人继续前行。但年轻的僧侣心里很气愤，在整个旅途中一言不发。当他们到达寺庙后，年长的僧侣问年轻的僧侣：

　　"感觉你的心情不好，怎么了？"

　　"僧人不应该碰女人的身体！"年轻的僧侣愤愤地质问，"你怎么能这样做呢？"

　　"原来是这个原因！我已经在两小时前把她放下了，而你，还在心里扛着她。"

　　我们头脑中的负担有时候可能比肩上的负担更加沉重。既然冥想被誉为一种心灵的训练，那么就意味着我们可以从中学到许多，了解心灵如何启迪我们或欺骗我们。这也解释了为什么如今我们愿意探索这充满精神产物的宇宙——念头与思想，反思与反省……

思考，是愚蠢的还是令人敬佩的

思维的宇宙真是奇妙！通过思考，我们可以穿越到未来、过去，去任何地方。我们可以讲述自己的故事，可以做梦、制订计划、安慰自己、想象与爱人在一起……我们可以思考、创造，也可以让自己充满希望……

但是，通过思考而来的想法和念头也时常让人感到焦虑、愤怒，让人轻言放弃、感到绝望、意志消沉，觉得人生不值得……比如现在的你——你正在阅读，虽然不在工作中，可能心中还在担心工作计划的进展。我们会因过去的事情痛苦，就算它已经过去了很久。我们甚至会假想出一些荒谬、虚假、危险的事情。这是帕斯卡尔在《思想录》一书中对人类思维的探讨：

> 人的全部的尊严就在于思想。然而，这种思想又是什么呢？它是何等的愚蠢啊！思想由于它的本性，就是一种可惊叹的、无与伦比的东西。它一定得具有出奇的缺点才能为人所蔑视，然而它又确实具有，所以再没有比这更加荒唐可笑的事了。思想由于它的本性是何等的伟大啊！思想又由于它的缺点是何等的卑贱啊！

人类思维的惊人能力，即思考和想象的能力，既是一种恩赐，也是一种负担。正确使用它们可以帮助我们更好地思考，反之，则会让我们更加痛苦。这就是为什么冥想作为一种解放心灵的工具，可以教导我们观察自己的思想，并客观看待思想，避免将思想曲解成纯粹的现实，而是将思想看作对现实的阐释。它有时是真实丰富的，有时则是虚拟扭曲的。

什么是思考

思考不只是指产生想法以及创造精神产物，而是"形成和组合想法与判断"。

哲学家阿兰（Alain）曾明确指出："思考，就是掌控自己的思想。"控制思想，也就是引导、审视它们的运转，就是优先选择哪一种思想，而放弃其他思想。

总而言之，相比于创造，思考更是一种选择的能力。因为我们的思维不断产生思想，就像我们的心脏不停跳动，肺不停呼吸一样。我们所谓的思考的过程，只是在众多思想中选择并发展某些特定的思想。在最合适的情况下进行明智的选择，西蒙娜·薇依将其完美地总结为："智力无须找寻，只需清理。"而问题在于，要清理的东西很多，因为我们的思想几乎不知疲倦地工作着，思想之流滔滔不绝……

源源不断的思想之流

作家乔治·斯坦纳（George Steiner）在《我们在思考时（可能）会感到悲伤的十个原因》中写道：

人生在世，有两件事无法停止：呼吸和思考。事实上，我们能屏住呼吸的时间比能克制思考的时间长。仔细想想，无法停止思考、无法不产生念头，对人类来说真是一种可怕的束缚。

理解这一现象对于练习冥想至关重要：它可以帮助我们避免陷入不可自拔的困境或承担不可能完成的任务。比如，强迫自己的心灵完全安静，并完全制止脑海中喋喋不休的声音。

那么，既然这是一种自然且持续的心理现象，就像心脏的跳动或胸腔的起伏一样，我们别无选择。无论是否如愿，我们只能学着与源源不断的思想之流共存，也只能将其视为人类生命状态不可否认的事实。

从某种角度来说，冥想是观察和理解大脑运作方式的艺术，因此它提供了一种与思想之流和解的方法。下面的练习将会帮助我们有更深的理解：如何让思想自由流动，并与头脑中喋喋不休的声音保持距离。

练习 9 任思绪流淌

请调整到舒适的坐姿，让后背挺直但不僵硬，张开双肩，闭上眼睛。

注意此刻自身发生的一切：呼吸、身体感觉、声音的存在，以及我们的思绪。

或许你会发现，我们的头脑中不断冒出声音，不断地产生想法。在平日繁忙的生活中，它们不易察觉，就像一个小小的"我"在潜意识的角落里低语，我们几乎不会留意。直到开始冥想，我们才意识到原来头脑中那些声音是如此夺人耳目，它们永不停歇地产生。

有时候，即使不冥想，思绪的喋喋不休也会让我们感到不适：它阻止我们入睡，阻碍我们思考，打断我们享受当下，并将我们的注意力分散到其他事上。我们已经了解了，试图消除思绪是徒劳的，因为它们总会反复出现在脑海中。因此我们只需做到不让它们占据全部的注意力就好。

关注其他事物的存在，也允许想法、念头的存在。与此同时，请试着将注意力从头脑中转移出去，缓慢地将注意力转移到身体其他地方，转移到我们的感觉上：感觉我们的呼吸……感受身体的存在……感受声音的存在……

一次又一次地感受呼吸。

尽可能对所有感受给予同等的关注。

不要过多地关注思绪。现在，只需简单地观察，和它们保持一定的距离，尽可能注意它们的存在、影响、强度、性质……然后任其流淌。

注意思绪的存在，留意它们要告诉我们什么。有时，头脑里的声音好像朦胧的低语，模糊的图像或氤氲的记忆……有时它们甚至不是具体的思想，而只不过是想法的胚胎、思考的种子，或是直觉。

无论如何，注意到它们的存在，然后任其流走……

就像我们观察云朵在天空中飘浮，它们形态各异，出现、变化、消散……或大或小，或绚烂或暗淡……我们就像包容云彩的天，看着它们来来去去。

或者，我们可以想象自己正坐在河岸，看着从眼前流过的河水，上面还漂浮着枝条和枯叶。这些枝叶就像我们各种各样的想法，留意它们就好，不要阻止它们随着河水流动。不要筑坝围堵，导致它们累积成堆。就让水自由流动，让枝条和枯叶随之飘走。

同样，请允许自己的思绪自由流淌。如果这些思绪对我们有用，那么请相信我们以后还会与它们相见。

与呼吸、身体、声音相连，时时感受当下的一切，这样可以帮助我们更好地任思绪流淌，在岸上旁观而不是沉溺于其中。

心灵的背景噪声

思想的自然运动将自己放在最重要的位置，就像在集体照中，一个自恋的人总是设法占据最靠前、最抢眼的位置。针对这一特性，训练将其归位则是一个好方法：不要压抑思想，不要阻止思想的产生，而是将它们放在广阔的意识域中，与呼吸、身体、声音等平分我们的注意力。思绪越是混乱，越需要将其扎根于身体和感觉之中。平息烦乱的思绪，并不意味着要将其消除，而是从远处观察，以减小它们的强度，就像调低收音机的音量一样。

我们帮助焦虑症儿童进行冥想训练时，经常会建议他们尝试想象在身体里漫步："当你的头脑充满难以控制的想法时，你可以去身体里散散步……"这有点像离开充满嘈杂和压力的办公室，去公园里呼吸、散步。每天花些时间重新与身体和感觉产生连接，这有助于减少我们的过度思考，也就是英国人所说的"overthinking"。

需要注意的是，这并不意味着要试图关闭思考的闸门，也不是蔑视它们。而是要知道，那些有关日常生活的琐碎念头就像内心的背景噪声，比如我们要买些什么，或者今天天气怎么样。研究人员指出，我们思想中大约百分之八十的内容都涉及生活中重复琐碎的方面。有时需要倾听它们，但通常也需要允许它们存在、让它们自然流走，就是这么简单：

首先，释放思绪之流非常关键。神经科学研究人员已经确定了一组特定的大脑区域，这些区域在我们的思绪漫游时得以激活，然后在大脑的所谓"默认网络"中交换思维——"默认网络"涉及大脑的创造力和学习能力。

其次，我们需要创建平和的内在环境（心态）来完成某些任务，例如思考——在内心混乱时进行思考是非常困难的。这种混乱可能来自外部环境，也可能来自内心或大脑！有的时候，大脑中总会出现喋喋不休的声音！比利时作家马克·德斯梅特（Marc de Smedt）有一次向我讲述了他与法国著名的冥想教练阿诺·德雅尔丹（Arnaud Desjardins）在 20 世纪 70 年代的一次会面。阿诺彼时在巴黎，住在一个十字路口附近非常吵闹的公寓里。当德斯梅特看到公寓一角有一个冥想垫子时，他问阿诺可以在这么嘈杂的环境中冥想吗？阿诺回答说："我头脑里的噪声更多……"佛教中的坐禅者常常把头脑中喋喋不休的声音比作一群猴子在树上争吵时所发出的嘈杂声。它们就像城市里的汽车鸣笛一样，很难安静下来。如果任由这些如噪声般的想法穿行，将会阻碍我们进行真正的思考。这些持续且杂乱无章的背景噪声淹没了我们真正想要去聆听、品味和体验的音乐。

因此离开杂念将是真正思考的第一步，这将让我们能够更好地思考那些对我们重要的事情。

反思与辨识的必要性

当嘈杂的思绪平息下来，也就意味着我们能客观地看待自己的念头。接下来，我们就可以进入冥想训练的第二个重要阶段——辨识。思想很珍贵，但有时也具有误导性，因此有必要对思想保持客观和谨慎。

这种保持谨慎的做法就是"反思"。反思并不是思考，而是"让思想回归初始，以便审查和深入研究意识的某一方面或某些行为"。进行反思、定期回顾、仔细检查自己的思维方式，最终达到冥想所谓的"辨识"：能够挑选出那些我们真正想要去理解和深入探讨的重要思想，以及那些能帮助我们向着崇高的目标或理想生活前进的思想；同时，也能够有能力评估它们之间的关联，避免流于主观和表面，掉入思维的陷阱。

辨识力是冥想的收获之一。除此之外，还有另一个重要的收获——平和。事实上，平和是辨识的前提，只有平和的内心才能更好地辨识思维的产物。

但是，为了使思维成为我们的盟友，为我们带来有效信息而不是烦扰，需要我们付出一些努力。

思想只是心理现象

我们必须承认，思想只是一种心理现象。它们是对现实的阅读和诠释，但不一定是现实本身。如果我们任由其发挥，它们将有能力创造一个虚拟、连贯的世界并构建其信仰体系，让人深信不疑、顶礼膜拜。冥想培养我们辨识和客观观察的能力，教会我们观察自己的思想，理解思维影响人的方式。

因此借助冥想来理解我们的思想，第一步要做的是：经常观察自己的思想。换句话说，经常进行冥想。冥想是我们观察内心世界最好的状态。在平静的时候冥想，观察平静的心灵景观是什么样子；在恼怒的时候冥想，观察恼怒的心灵景观又是什么样子。当你阅读至此，请停下来观察此刻你的心灵在对你诉说些什么。读这本书时，头脑中有什么想法或念头呢？你对我的书又有什么看法？现在，你能否退后一步，将自己纳入注意力的视域范围，并对自己保持客观的观察？

在冥想的时候，我们也可以对奔涌而出的想法进行观察。

例如，观察头脑如何对正在进行的练习做出反应。身体的感受是否引发了头脑的一些想法？如果你感觉到有些腰痛，你会只是注意而不做回应，还是立马开始联想并担忧自己的健康？或许，你现在听到了周围环境的声音，无论是音乐还是噪声，它们是否给你带来情绪的变化呢？又或许，你正在烦恼冥想这个训练本身？观察一下自己是否有想要停止练习去做其他事情的冲动呢？

思想的欺骗性

第二步要做的是：厘清思维的产物，不要让它们陷入混乱状态。这种混乱不仅与它们的数量大、声音吵有关，还与思维的本质有关。这些我们没有明确表达、只是模糊感知到的想法，最能扰乱头脑。

可惜事实就是这样，思想很少以明确的形式出现，它们不会这样说："我在这里，我是一个思想，我要告诉你……"通常，思想极其狡猾，它们隐藏在一些印象、冲动、渴望和确信的面具之下，仿佛通过这些"确定之事"在告诉我们："我不是一个想法也不是假设，我是多么显而易见的事实啊！"它给我们的感觉是，我们没有在思考，而是在真切地观察现实。正因为如此，我们常常沉溺在最大的主观之中无法跳脱，任由虚妄和执着统治着自我。

那么，针对这一点，可以养成一个好习惯——将思想、想法、念头都看作头脑中的产物。当它们产生时，便可以用这样的神奇公式来理解和表达它们："我的头脑正在告诉我……"
或者询问自己："关于这个现象，我头脑里的想法是……"

实际上，冥想并不是审视思维的唯一方法，还有另外一个
方法——把它们写下来。写作可以将混乱的想法转化为更清晰
的思想，并卸掉它们的情绪负荷。目前，已经有许多关于日记
及其疗愈作用的研究。花些时间，将头脑里冒出的任何想法、
念头、情绪等写在纸上，可能会让我们受益匪浅。

不要忘记还有一个方法，就是表达出来。用言语表达可以
帮助我们明晰和理解自身的情感状态。而且在谈话的互动中，
对方可以就我们的思想提出质疑与引导。关于语言和思维的现
象，德国作家海因里希·冯·克莱斯特（Heinrich von Kleist）
注意到：

> 朋友，当你试图了解一件事情，却在冥想中找不
> 到答案时，我建议你，与第一个遇到的人聊聊这件
> 事……法国有句谚语——越吃越有胃口。我们仿照着
> 这句话提出：越说越有灵感。这是一样的道理。

心静，才能好好思考

第三步要做的是：给自己一些时间。观察自己的思想，首
先需要花时间平静下来。待平静持续一段时间后，我们才能从
各种信息和干扰中解脱出来进行深度思考。

思考的过程不仅仅是信息堆叠，需要不时地停下来，不让

新的信息或新的想法充斥我们的思想。保持呼吸平稳，全意识地观察思维的流动及其产生的影响。

花时间厘清杂乱的思绪是一种愉悦的体验。我经常会用纪念品商店中的水晶球作为比喻：如果摇晃它，里面的人物或景象就会被雪花覆盖。为了看得清楚，我们只需停止摇晃水晶球，让雪花在重力的作用下沉淀到底部。同样地，我们的思绪就像这些雪花一样，水晶球中的人物和景象就是我们所处的现实世界。

因此为了更清晰地了解生活的实相，只需停止胡思乱想，让思绪自然沉降。有一种被称之为"心引力"的心理现象就与注意力相关：如果我们不再关注躁动的思绪，它们就能自然地平息下来，渐渐回到平静的状态。

怎样面对先入为主的想法

冥想不仅可以帮助我们平静思绪、获得放松、品味当下，也可以帮助我们反思和辨识头脑的想法。

例如，当某些想法反复出现并使我们感到痛苦时，花时间审视并理解它们是有必要的。需要注意的是，对于痛苦的想法，我们不能任其野蛮生长，否则它们会一直在脑海中纠缠我们，让我们形成定式思维和偏执。正如保罗·瓦莱里在《偏执的想法》中说道：

> 我陷入了巨大的煎熬，那些尖锐的想法扰乱了我

的头脑，甚至我的生活。什么都不能让我从痛苦中脱身，只会让我更加疯狂地钻牛角尖。除此之外，还有一种痛恨和耻辱的感受，痛恨自己竟然被那些注定会被遗忘的琐碎念头和想法击败……

在这种情况下，我的建议是，设定一个可以实现的目标：不是消除思想，而是使自己摆脱它们的影响。中国有句谚语完美地诠释了什么是可以实现的目标："你无法阻止鸟儿在你的头顶飞过，但可以阻止它在你头上筑巢。"

因此当我们接纳了纷乱思绪的存在，不再仅仅让它们自由生长、流淌，而是阻止它们在我们的大脑中"筑巢"，不任其野蛮生长，影响我们，你将离自由更近一步。另一种方法是告诉自己："先入为主的想法不属于我，但后面的想法是我的……"

以下的练习可以帮助我们清理这些先入为主的想法。

练习 10　观察并理解先入为主的想法

调整到一个舒适的姿势，保持背部挺直但不僵硬，打开双肩……

在这个练习中，不需要消除想法，也不需要解决它们给你带来的问题。

不需要追求什么结果，只要努力完成这个过程就好。只需观察并理解你的头脑中正在发生的事情，此时此刻只是观察并尝试理解。

感受呼吸……感受身体……感受周围的声音……

让那些压在心头的想法涌现，然后全神贯注地观察它们。

仔细观察，并对自己说："我的头脑正在告诉我……"养成审视思想的习惯，将它们看作心理现象，而非既定事实。

"现在，我的头脑正在告诉我……"

然后观察这些涌现出的想法给你带来的影响：它们使你的身体处于什么状态？它们带给你什么冲动？它们在告诉你什么？你相信它们吗？

现在，不要试图解决这些问题……

只需努力理解这些想法是什么。可以这样说："此时此刻，我头脑中的想法是……"试着观察这些想法产生的原因：它们来自哪里？是什么事件引起的？

试着观察其影响：它们如何影响你的看法？它们让你做什么？

保持呼吸，观察自己的感受，让这些想法自由流动在这个充满觉知的全意识空间里……

不需要解决什么问题，只需观察、理解这些想法产生的原因及其影响。

回应而非反应

我们需要学会在想法和感觉、想法和冲动、想法和决策之间安置一个全意识的空间。换句话说，要学会用反思与辨识得出的智慧来回应各种情况，而不是仅仅依赖冲动产生的想法（或者根本没有想法）来做出反应。

反应，就是听从脑海中的第一个想法，并机械地遵循它。那并不完全由我们自己或智力所掌控，而是我们过去的经验、习惯或当下的情绪状态，驱使我们自动甚至冲动地做出行动。在通常情况下，这种第一反应非常有限，通常只有一种选择、一种解决办法。

回应，就是在全意识的觉知下，花时间审视与某个特定时间和特定情境相关的想法，衡量它们的影响，而不是盲目跟随。在通常情况下，这会帮助我们开放认知，更容易产生多种选择、多种可能的解决方案，并根据我们的兴趣和理想做出回应，而不仅仅是基于过去的经验、习惯和条件反射。

举个例子：遵循头脑中的第一个想法做出的对批评的反应。如果这些想法告诉我们"这太不公平了，我不会听任它发生"，我们会选择回击。相反，如果头脑中的第一个想法是"这个批评有道理，我确实很糟糕"，我们就会陷入崩溃。此时，更好的选择是，不通过反击或认同对方来做出"反应"，而是通过"回应"的方式来应对批评。

回应意味着花时间反思和辨识出现的一些本能反应：比如，（针对他人或自己的）自动的想法，（因受到批评而痛苦时产生的）身体的感受和紧张的情绪，以及（针对批评者或自己的）攻击的冲动。一旦理解了这种内心的反应，我们便可以客观看待这些想法，拒绝依赖冲动，而是寻找到更合宜的方式来回应当下的情境。

丰富思维方式

冥想再一次让我们保持谦卑之心。我们并非身体和情感的掌控者，同样我们也不是思想的掌控者。若经常仔细地观察我们的想法，就会发现想法以各种方式脱离我们的控制：在我们做出决定之前想法就已经产生，它们并不总是听从我们的意愿，有时还会欺骗和误导我们。

冥想可以帮助我们更好地思考，或者通过全意识带来的新方法，转换以及丰富思维方式，从而有意识地、主动地思考。

首先，让思绪自由流淌，通过冥想练习增强注意力的灵活度，使之可以任意转移，而不是长时间地停留在某处；其次，耐心等待，让重要的想法自己浮现出来；再次，审视和辨识它们带来的影响；最后，决定如何应对而非简单做出反应。全意识的觉知可以帮助我们定期探索思想的产生方式，同时，也有助于我们学会谨慎对待并信任脑海中产生的想法，在此基础上做出清晰明了的行动。

从不质疑自己的思想这件事是危险的。保罗·瓦莱里警告我们：

想法会从一个无意识状态过渡到另一个无意识状态，就像鸟儿从一个枝头飞往另一个枝头。想法本身不会产生其他影响。重要的是我们不要过于执着某一想法。

但是，从不跟着想法走也不投入行动，同样也是危险的。我们不应该以万事都有不确定性为借口，成为"行动的矮子"。站在客观的角度看待我们的思想，这一命题本身有很大的问题：显然，我们做不到百分之百客观。但是，至少我们可以做到对想法保持谨慎、进行辨析，虽然不是完全客观，但我们可以相对掌控我们的主观性。毫无疑问，这个做法更实际也更有趣。

注意：头脑中的思维产物非常有趣，但也很复杂。为了更好地理解它，在冥想练习中，我们可以将思维产物大致分为三个层次：

（1）念头：通常是自发、模糊、低强度的，它们不一定是有意识的，但只要我们将注意力集中在某些念头身上，它们就会变得具有意识。有的念头并不成熟，它们仅代表了大脑运作时出现的"背景噪声"。我们不必试图阻止它们的出现，而是可以不去进一步关注它们。

（2）想法：由一系列成熟的念头组成，通常围绕着一个主题。有时情感基调是中性的（当我们放任思绪游荡时），有时则是痛苦的（当负面情绪不断涌现时），但它们总是在吸引我们的注意力。很难让这些想法消失，如果要这么做，则需要我们做一些努力，与其保持一定的距离并客观看待它们（告诉自己"这只是一些想法，并非全部现实"）。

(3) 反思：它是刻意选择的结果，深入了解某些念头和想法，并对它们进行审查，衡量其相关性。这些念头和想法对我们的生活至关重要，它们需要保持稳定和持久性，因此需要远离周围的干扰，尤其是电子产品带来的干扰。

平息烦乱的思绪，

并不是要将其消除，而是从远处观察，

以减少它们的强度，

就像调低收音机的音量一样。

主观性：
并非通过思考，
而是通过心灵之眼，
观察到的现实的样子。

第六章 行动与不行动

为无为，事无事，味无味。大小多少，报怨以德。

——老子《道德经》

冥想有时会让人联想到，隐居在东方某个封闭而静谧的寺院内，全神贯注地静坐冥想的修行僧人……

　　但实际上，跟冥想有关的画面，可以是一个孩子在海滩上聚精会神地堆砌沙堡，偶尔停下凝望大海；可以是一位医生全神贯注地倾听患者的心声，充满关爱，不加评判，一心一意；也可以是一个女人为墓碑插上鲜花，轻轻地呼吸，回忆涌上心头；还可以是一位年迈的男子心无旁骛地打理着花园，任凭时间流淌。尽管他们正忙于手头的事情，但依然保持着全意识的觉知。

　　将冥想和行动区分开是初学者观念上的错误。实践者的经验恰恰向我们揭示了，冥想和行动之间紧密的关联：冥想指引我们如何更好地行动，何时该采取行动或不动。总之，冥想并非意味着什么都不做。

冥想、行动和传统

冥想经常与静止联系在一起，这似乎与任何形式的行动都相去甚远！静止是冥想的基础，而且往往是一个惯例，但可以有许多例外。有些人甚至说，静止只是一种选择，我们可以定期采用其他方式进行冥想。

因此在禅宗传统中，虽然非常重视静坐，但是几乎所有日常行为都可以成为冥想训练的对象：吃饭、行走、整理、清洁等。只要我们以全意识的心态行动，保持心灵与身体的连接，那么就是在冥想。

东京光明寺的僧侣松本圭介（Keisuke Matsumoto）谈到这一点时说道：

> 禅宗僧侣以经常进行清扫而闻名。特别是在日本
> 佛教中，打扫卫生一直在精神层面具有着非常重要的
> 意义，这是一个旨在整理心灵的行为。我们的心灵是
> 行为叠加的结果，除去灰尘意味着净化心中的躁动，
> 清除污垢意味着摆脱束缚我们的执念……

全意识地行动可以被看作一种行动中的冥想形式。当我们从事喜欢或自愿的活动时，如插花或演奏音乐，你会感到既容易又愉悦。可是那些听起来很枯燥的活动呢？比如，洗碗、倒垃圾，或许你并不会乐在其中。然而，这些活动也可以在全意识的状态下完成，并且对我们有同样的益处，因为这些都是生

活的组成部分。

克里斯蒂安·博班提醒我们："我们一边叹息一边做的一切事情，都为虚无所玷污。"除了叹息，我们在抱怨时，在被其他事情干扰时，在希望身处他地时，所做的一切事情也都为虚无所玷污。

这一点解释了为什么冥想能够在企业和工作领域发挥作用：冥想有助于减轻压力，同时提高对工作意义的认识。当然，在以生产为首要目标的流水线社会里，冥想并不能弥补工作组织的缺陷，这也不是它的用武之地。重要的是，将正念引入日常行为中，为肤浅的行为增加深度，为分散的精力带来稳定，为生命注入活力。

那么，冥想如何应用到行动中呢？事实上，它涉及行动的所有阶段：行动前、行动中和行动后！

行动前冥想

在行动之前进行冥想，哪怕只是片刻的静默，都算作简短的冥想练习。你是否注意到，现代社会已经消灭了这些本属于我们自己的时间，促使我们不断地从一个行动跳到另一个行动？过去，西方人在餐前会念一段被称为"祝餐词"的祈祷（这种传统在其他文化和宗教中也都有相对应的形式）。不要小看这个简单的静默动作，它会逐渐让我们意识到，我们可以拥有和享用生活的馈赠是多么幸运，并为此表示感恩。

或许这种做法已经过时了，但如果你认可这一理念，依然可以在日常生活中继续发挥其中的精神内涵。比如,不时以正念的态度用餐,在静默中独自品尝每一口食物,并带着感恩。要知道,当我们吃下盘中的食物,它们会进入我们的身体,然后转化为能量,继续维系我们的生存,感谢所有这些我们忽略的奇迹。

然而,我们的耳边传来了如今这个痴迷于行动、回报、速度和效率的时代的追问:"冥想、祷告、静默……这些有什么用?"我的朋友、佛教僧侣马蒂厄·里卡尔知道这个问题的答案。有一次,我们一起做讲座,在上台之前,他提议在休息室里一起冥想一段时间。他说:"不仅仅是为了让我们集中注意力或整理演讲的思路,更是为了想清楚我们的意图。""什么是想清楚我们的意图?"我问。"就是,比如说,扪心自问:我们站在舞台上,是在用我们掌握的知识和自以为是的智慧来向他人炫耀吗?还是尽我们所能把知识和信念传授给那些来听我们讲座的人?在演讲前冥想片刻会帮我们专注于事情的本质,并反思和辨识行动背后的意图——是为了自我,还是他人?"

静默片刻,还有另一个好处,就是可以让自己的行为"去平庸化"。例如,在到达办公地点后,花一点时间冥想并反思一些本质的问题:我在这里做什么?我现在的状态如何?如何更好地完成今天的任务?完成它的意义是什么?如何把这一天过得更充实?

我曾听几个经常冥想的公司董事说,在会议开始时,他们会要求与会者进行短时间的冥想:"我们的议程安排很紧密,我们要做一些重要的决定。我们每个人来到这里,都带着许多忧虑、想法、关切、情绪和未完成的工作。我们能不能花点时间，所有人一起，专注于这次会议？我们的身体已经在桌边了，我们能不能把我们的思想也带到这里？"

也许更重要的是，在晚上下班回家之前转换一下头脑，并尝试问自己：对我和我的家人来说什么是最重要的？如何更好地度过接下来与家人团聚的时刻？

生活中，不论工作时间还是与家人共度的时光，都可以通过保持正念与觉知，以充分体验生活的美好时刻。通过全意识地生活，我们能够更好地理解自己与他人的情感需求，并在人际关系交往中表现出更多的关爱和同理心。

行动中冥想

在行动中冥想，这更加简单：将注意力集中在我们正在做的事情上，也许是走路、开车、整理、倾听、写作、阅读、做饭、清扫，哪怕是准备把钥匙、眼镜这样的小零碎放在某个地方，等等。面对这些生活琐碎，努力把我们的注意力集中在正在做的事情上。至少在某些时刻，让身体和头脑保持一致。因为我们往往身体在行动，心思却在别的地方，沉浸在抱怨或幻想、担忧或计划中。在这样的情况下，头脑对身体所做的一无所知。

带着专注与全意识去行动，不仅可以避免总是丢失钥匙或眼镜这样的小烦恼，对于更好地倾听他人（只是倾听，不评判也不准备回答），更好地感受，更好地思考，以及更好地行动来说也很重要。关于所谓的"多线程任务"（同时进行多项任务，如边开车边打电话、边说话边查看短信等）的研究清楚地表明，这种看似高效的行动实际上会使我们因紧张和忙碌而导致在每项活动中的表现都不尽如人意，损耗了大量精力，最终得不偿失。因此除非必要，否则毫无意义。

全意识地行动，还可以使我们进入心理学家称之为"心流"的状态。"心流"是指我们完全沉浸在一项活动中，尽自己所能完成它，并感受到强烈的掌控感和愉悦感。心流状态的特点是精神高度集中、言语和思考消失（我们不考虑任务，而是沉浸其中）、时间感知扭曲（时间概念消失）等。

达到心流状态，需要任务有一定挑战性，以至于不会引起任何形式的厌倦，但也足够可控，不会产生过多的压力。我们或许能够在运动员、艺术家，以及脑力工作者身上发现这种状态，抑或在诸如手工制作、园艺等休闲活动中感受过它。

想要品味生活的美好，就不要忘记时常回归当下，感受此时此刻。努力从每件事的行动细节中抓取那些身在其中的乐趣。当我们快要死去时，当我们再也不能洗碗、再也不能倒垃圾时，我们也许会后悔没有明白这些琐事也是生活的一部分。生活的美好就隐藏在这些琐碎的细节中。每一个时刻都值得珍惜，都值得用心度过。

行动后冥想

最后，在行动之后冥想。这个时代的弊病之一就是生活节奏的加速。无论是休闲还是工作，我们越来越受制于经济学家称之为"精益生产"的险恶逻辑——消除任何空闲时间，只为行动、行动、行动，将每一秒都填满行动。

所谓行动之后冥想，就是建议我们在事后回味刚刚做过的、说过的、听过的事情，不要立即转向其他事物。保持对刚刚所经之事的觉察：我们处于什么状态？我们有什么判断、思考和情绪？

花点时间对生活中发生的事件进行消化，有时甚至是必不可少的。尤其在冲突、争执或烦恼之后，不要立即转向其他事物，不要投入到电子产品、工作或抱怨中。总之，不要逃避情绪上的不适，而是花时间思考刚发生的事情，观察这种情况给我们带来的状态，考虑一下现在我们做什么才是恰当而非冲动的。这时，花费几分钟进行冥想来恢复全意识的状态：停下来，呼吸，观察我们身体和情绪的状态，无论是感觉失败还是胜利，快乐还是悲伤。如果我们希望所有的经历都为我们带来价值并丰富我们的智慧，就别无他法，只能花时间把我们所经之事和收获的教训镌刻在记忆中。

练习 11 全意识地行动

行动和冥想并不冲突。例如，无论你在哪里，无论此刻你在做些什么，都可以继续眼前的事情，只不过在此基础上增加一些你对它们存在的关注度。你正在做饭，观察你正在做饭的行动；正在喝酒，品味每一口入喉的感受；正在吃饭，体会饭菜的色香味给味蕾带来的享受。

继续，但是全神贯注地观察你在做这些事时的动作、身体感受、呼吸状态，以及所有与这个动作有关的感觉。

如果可以的话，请站起来走动一下。要非常缓慢、非常小心，要全心全意地走路，哪怕只是在房间里绕圈。没有目的地，哪里也不去，旅程就在内心。走得很慢很慢，意识到每一次向前伸腿的意图，身体平衡的变化……脚跟着地……身体的前进……下一个步伐自发迈出……关注每一个动作，每一处变化，每一秒钟……每一次吸气，每一次呼气……

正念行走是一个经典的正念冥想静修方法。在外人眼里看来，走得异常缓慢且沉默不语，绝对沉浸在自己的每一个步伐当中，也许有点奇怪。但从内部的体验来看，它有相当强大的镇静作用。因为我们的大脑不能在全心全意地走路的同时，又担忧别的事情。[1]

在接下来的日子里，你能否愿意体验这种"无所作为"的行动方式？比如，只是吃，只是走，只是听，只是行动。带着全意识的觉知，专注于眼下的行动，不去考虑其他任何事情。

1　一个病人曾问我："同时注意走路和呼吸不也是多任务吗？"答案是：不，这是一项复杂的任务。虽然这由几个要素组成，但都朝着同一个方向发展（就像开车或在对话中倾听）。在这里，这项复杂的任务是用心走路！（作者注）

行动中冥想有什么用

让我们回顾一下，这种看似不太自然的行动方式与冥想的结合有什么意义？它至少有三个好处：使我们冷静下来，提高行动的质量，加深行动的意义。

第一，使我们冷静下来。

如果觉得生活使你疲惫不堪，经常感到压力无法承受，一切都进行得太快……那么这可能是一个信号，它在提醒你：你需要少做，做好。能不能试着放慢脚步，全心全意地关注自己的行动？这个简单的心理调整将改变一切。

我有一个病人反馈说，他养成了在早晨准备开车去上班前不立刻发动汽车的习惯，而是把手放在方向盘上，进行一两分钟的冥想呼吸练习。然后，在开车时不听广播和新闻，而是全神贯注地驾驶。这些生活习惯的改变，对降低他的压力水平产生了显著的效果。这不仅仅是因为这些行动本身，也因为他一早就开始冥想。

我们看到，现代生活为我们带来了效率也带来了快速的节奏，关键在于我们是否有能力将节奏掌握在自己手里。

第二，提高行动的质量。

冥想有助于我们更好地投入行动中。有些人认为，冥想鼓励人们顺从现实，或者躲在自己的内心世界里并接受外界的一切，而不是为改变世界而奋斗。这种想法，似乎使冥想和行动对立起来。

实际上正好相反，冥想和行动相互补充，互为指导。冥想有助于我们培养正确的行动方式，变得更加平和、更加专注。这就是为什么冥想练习并非自缚之举，而是转换我们看待世界的视角，让我们以最好的方式行动起来去改变世界。

第三，加深行动的意义。

冥想与行动的结合有助于接近生活的本质，实现从"做"（doing）到"存在"（being）的转变。或者说，用"存在"的生活方式，来丰富"做"的行为方式。不是心不在焉地机械做事，而是全身心地投入行动中。很多时候，行为取代了存在，就像噪声抹去了寂静一样。

全意识地行动，就是要经常恢复内在的统一，恢复身体与精神的统一，这是对抗自我分散和解离的一种方式。同时我们也将得到启发，快速反应能力并非美德，而是态度——有时合理，有时则不然。每当有人在我们耳边低语"快点"的时候，如"快点决定买什么""快点回答我"，以及其他侵入性的指示，我们就要保持警惕！深呼吸，放慢脚步……然后思考：这真的是一个紧急情况，还只是一个伪紧急情况？一旦提出这个问题，往往也就接近了问题的答案。

无为

21世纪初，在我第一次进行正念静修之前，我还没有体会过"无为"的乐趣。

　　静修的规则很简单：在一周之内，没有书籍、没有报纸、没有对话、没有电视、没有广播、没有电话，什么都没有！只有一天又一天的冥想、学习冥想和交流冥想的心得体会。尤其是吃饭期间或晚上，有很多独处安静的时光。

　　这一切乍听起来很吓人，事实也是如此，在最初开始时有些困难，但到最后拥有非常美好的体验！因为当被剥夺了所有形式的消遣时，我们就会回归到最本质的东西，直面自己与生活本身。没有比这更好的回归现实的方式了。

　　而且，当我们从喧嚣中抽身时，内心会涌现出一种奇特的安宁之感。这种安宁正如葡萄牙作家费尔南多·佩索阿（Fernando Pessoa）所描述的：

　　　　最后，我平静下来，是的，我平静下来。一种深沉的宁静，和无用之物一样温柔，渗透到我的内心深处。……这并非源于温柔、缓慢、柔和、多云的日子。也不是吹来的这阵微风——几乎什么都没有，只是比能感觉到的微微颤动的空气多一点点。也不是天空那无名的色调，这里或那里，点缀着的蓝色斑点……

　　正念静修之后，回归日常生活可能会引起别人的不解，特别是引起家人的不解。我记得，第一次静修回来后的一段时间里，我仍保留了在那期间养成的一些习惯，例如，晚上躺在床上时，我不再阅读，而是保持静默，全意识地望着天花板，慢慢消化白天的经历，而不是让大脑充斥着更多的信息。我的妻子习惯了我睡前阅读，那段时间却发现我只是呆呆地躺在那里，嘴角带着一丝微笑。这种反常让她一度感到惊讶甚至担忧。我忘了向她解释，它从此将成为我入睡前的日常仪式，保证了我度过一个又一个安详的夜晚。

无为的威胁：对行动的依赖

这种沉浸于全意识中的清醒的觉知状态有许多好处。在忙碌的生活中，"无为"会让人感到快乐。然而，有不少人觉得"无为"越来越难以做到。我们对某种事物的依赖总是比想象中更强，对不断行动的依赖也是如此。

近期有一项科学研究给我留下了深刻的印象：志愿者被召集到心理实验室，并被要求独自待在一个房间大约15分钟，没有屏幕、书籍或游戏。大多数人随后表示他们并不喜欢这种经历。但是，更令人惊讶的是，当志愿者被告知有机会尝试一台安全无害但令人疼痛的电击机器时，其中三分之二的人宁愿给自己施加一个不舒服的小电击，也不愿面对15分钟的无事可做。当然，研究人员事先已经确认了这些志愿者并非受虐狂。

如果对内心自由的构想只能依托于一连串不间断的行动、刺激和娱乐，那么我们不得不为人类能否获得真正的内心自由而担忧。这种担忧其实并不鲜见，而且是人类本性中固有的。正如帕斯卡尔所观察到的：

有时当我去思考人类的种种纷乱，他们在法庭上、战争中面临危险和痛苦，以及从中产生的争吵、偏见和放肆又邪恶的企图等，我常说，我发现人类的一切不幸均来自一个原因：他们不知道如何安静地在家中休憩……

几个世纪之后，情况进一步恶化，正如尼采在《快乐的智慧》中所指出的：

如今，人们以休息为耻，也害怕长久的沉思会引发悔意。人们手里拿着表格思考，就像吃午饭时，眼睛还要紧盯着证券交易所的简报。他们生活得担惊受怕，总是害怕"错过"些什么。因此似乎就必须得做点什么……

那么，若是帕斯卡尔和尼采活在今日，又会说些什么呢？人们已然难以忍受"无为"和"无聊"，宁愿给自己施加电击，或者花上一整天盯着手机屏幕……

现在，我想邀请你来进行一次开放式的无为练习。

练习 12 无为与抵抗自主命令

保持后背挺直但不僵硬，打开肩膀，重新与呼吸连接……试着问自己：对你来说，此时此刻，什么是无为？

就只是在这里，除了感受完全的存在，不寻求任何其他东西，让所有行动的指令从脑海中流走……感受你的呼吸，你的身体……倾听……观察……

看着思绪飘过……还有判断……计划……

看着那些行动的命令涌入你的脑海："别在那里像个木头一样发呆，动起来，动起来！听我的，你还有很多事要做，别听这些冥想的傻话，无为只是个虚假的故事，这样傻坐着简直太荒谬了……"

观察这些命令，然后花点时间和耐心……不回应它们……而是保持深呼吸……更深入地呼吸……

然后，拒绝脑海里的这些声音，告诉它们："不，你们想让我做紧急的事情，但我现在所做的事情更紧急，它至关重要，让我感受到自己的存在……"

这样就好，继续保持不动的状态，全神贯注地感受自己的存在，感受什么是这人世间最重要的东西。不一定是现在、立刻采取行动，而是花时间去体会什么是简单无为的生活，去体验无为的滋味……它对你的身体产生了什么影响……它给你的心灵带来了什么感受……

也许你可以在平日里定期给自己留出这样一段无为的时间，并观察它所带来的一切变化。

无为不仅对心灵和身体有诸多裨益，还意味着我们拥有拒绝异化、保持本心的能力。无为也是灵魂丰盈的表现。然而，无为并不意味着在角落里打瞌睡，无所事事。那些过度活跃的人，他们就像是行动的奴隶，不断地在两种状态中挣扎徘徊——不停地行动，以及因精疲力竭而入睡。

无为将是第三种可能的选择——它通过在行动和休息之间引入一种中间状态来丰富我们的生活。这也意味着，在如如不动中保持对自己和周围世界全意识地觉知。这无疑是摆脱所有现代奴役——消费、快速行动、时间被工作和琐事占满等——的一条解放之路。

没时间冥想

总会听到有些人时常抱怨自己太忙，没有时间练习冥想。他真诚地告诉我："保持正念的想法听起来很不错，但是我真的没有时间去冥想。"那么，你是否有太多的事情要做，没有时间对自己好一点，了解自己，让自己平静下来，让思绪的喧嚣沉淀下来？如果说，正是这个"我没有时间"的借口，才恰恰说明你非常需要冥想呢！

圣弗朗西斯·德·萨勒斯（Saint François de Sales）是这样看待这个困扰的：

> 每天至少需要半小时的冥想，除非你的生活非常忙碌。因为在那种情况下，你需要的是一小时。

他是对的：当被无数要完成的任务淹没时，我们需要加倍的冥想和无为。否则，我们很快就会被无数痛苦和困扰所淹没，影响到身体健康、心灵和生活的方方面面。冥想和无为，其唯一缺点就是，我们永远不知道哪里才是它们的尽头。但也许这也是一件好事……

并非心不在焉，机械地行动，
而是完全投入其中，心无旁骛，
让行动在过程中自然呈现。

无为将是第三种可能的选择——
通过在行动与休息之间，
建立一种中间的状态来丰富你的生活。
在如如不动中，
保持对自己和周围世界的全意识觉知。

第七章 冥想与情绪

我似生亦如死。

时而如浴烈火，忽而又如沐风雨；

在凛冽的寒意下，却感到了极度的炙热；

生活待我既严苛又温柔，

予我烦恼与折磨，又赠我酣畅与欢愉。

——路易丝·拉贝《挽歌与十四行诗》

我热衷冥想，但一些不成规范的繁文缛节也会让我感到烦恼，如带有宗教意味的禅宗态度。你会发现，那些标榜自己是冥想者的人总会带着宽恕的眼神或一直保持微笑。交谈时，他们刻意保持的"慈祥"会让你感觉不舒服，就好像自己是一个受尽伤害而需要被同情的人，抑或是刚从精神病院出来的患者……

虽然我更喜欢与平和、仁慈的人交流，不喜欢与带有威胁性或易怒的人交流，但那些刻意包装成冥想者，多少带了些表演成分的人，也会让我感到不自在。他们让我想起了哲学家、作家埃米尔·西奥兰（Emil Mihai Cioran）在《被扼杀的思想》一书中所写的："当我连续几天置身于只谈论宁静、沉思和简朴的文字中时，我有种冲动要走出去，在街上随便找个过路人暴打一顿。"

几年前，在一次冥想者和科学家的座谈期间，我有幸与一位喇嘛攀谈。人们称他为智者或冥想大师，而假装"慈爱"并不是他的风格。他会拍腿大笑，当不理解或不同意某件事时，他也会紧皱眉头。在我看来他是一位正常又真实的人。那些初学者或伪大师所表现出的单调、平静的情感基调与之相去甚远。

那么，冥想在教导我们用何种方式与情感共存呢？这正是本章的主题。

情绪是什么

简单来说，情绪是（身体和心灵）对（我们自身或周围）变化做出的反应。这是生物的特征：当外部发生变化时，内部也会发生变化。

在心理学中，情绪被定义为一种"自动适应性反应的集合"。其实这个概念并没有那么复杂，接下来，我们将详细讨论这些不同的术语，以及它们所带来的实用性启发。

"集合"：情绪调动了个体的全部。它们出现在身体里，改变我们的思想，引发冲动和行为，也带来生物学上的变化……由此我们得出第一个启发——为了理解情绪，则需要将其分解，否则我们只会看到一个复杂、难以解读的无序整体。这正是我们在冥想中要做的——抓住每一个机会停下来观察情绪的变化。

"自动"：恐惧或快乐并非我们立刻做出的决定，而是在身体内部自动产生。由此得出第二个启发——永远不要试图阻止情绪的产生，某些情绪出现了也不要压抑它，这就像试图阻止刮风下雨一样徒劳。在冥想实践中，我们学习如何接纳这些情绪，即使是痛苦的情绪（扰乱我们的情绪，我们称这种练习为

"驭龙")。

"适应性反应"：情绪是对环境变化或我们看待这些变化的方式的回应。由此得出第三个启发——良好的情商需要定期关注情绪产生的原因，以便事先采取预防措施，理解是什么影响了我们，以及为什么会影响我们。厘清情绪的来龙去脉，正是冥想中辨识的一部分。我们可以试问：为什么我难以接受失败？为什么错过火车会让我如此生气？为什么一次批评总会影响我，即使是很荒谬的批评都仿佛是对的？

"自动适应性反应的集合"：当一切顺利时，情绪，甚至被称为"负面情绪"的情感，如恐惧或悲伤，都始终在默默地帮助着我们。如果我们误解了它们，排斥了它们，它们将不再具有适应性，相反可能会推动我们采取不适宜的态度。由此得出我们的第四个启发——情绪是信使或信息本身，可以为我们提供解决方案。花时间倾听并了解情绪向我们传达的信息，看清情绪为我们指出的道路，但不要盲目遵循。这也引出冥想实践的最后一部分——在接纳和理解情绪之后，回归行动并尽可能为采取正确的行动而做准备。

冥想与情绪

我有一位同事是冥想教练，有一次她在课堂上问学生："你们当中，有谁没有任何问题，也没有任何痛苦吗？"当然，没有人举手。然后她继续问道："既然都有问题和痛苦，那么谁愿意保持这个现状，不想去减轻或解脱它们？"同样也没有人举手。看来，每个人都会经历痛苦，而且每个人都希望得到解脱。

很少有人偶然或纯粹因为好奇开始练习冥想，通常是遭受了痛苦，想要摆脱痛苦或令人困扰的情绪，才选择了冥想。正如诗人、作家纪尧姆·阿波利奈尔（Guillaume Apollinaire）在他的诗《区域》中所描述的状态：

> 此时此刻，你孤独地走在巴黎街头，
>
> 在人群中穿行，
>
> 车辆从你身旁轰鸣而过，
>
> 爱情之苦紧紧地扼住喉咙，
>
> 仿佛自己再也无法被爱情垂青。
>
> 如果生于彼时，
>
> 修道院或许是最好的归途……

纪尧姆，如果你生活在这个新时代，你会进行正念冥想吗？因为科学研究表明，定期进行正念冥想会带来很多情绪上的好处。

一方面，冥想使我们能够更敏锐、迅速地感知与情绪相关的微弱信号，哪怕信号的强度很低，低于我们通常意识的感知阈值，也能够被精准地捕捉到。这是一项重要的能力：在痛苦的情绪占据我们心智之前及早发现它们，或者能够敏锐地捕捉到快乐情绪诞生的苗头，以使我们更好地享受它，而不是忘记或错过它。

许多研究也表明，在进行规律冥想练习的人当中，情感状态变得更加平衡——愉悦情感的频次增加，不快情感的频次减少，这是非常令人惊讶的！因为在教导或练习正念冥想时，我们并没有以此为目标来给出任何指示，我们给出的建议仅仅是安住当下。留意痛苦的存在，避免痛苦对我们的侵袭和奴役。关注快乐的存在，以免还没来得及品味就让它流失、消散了。这种对生活中自然现象（风、雨、太阳等）的关注、好奇和善意的念头，足以让生活变得更美好，也足以让它服务于我们而不是带来伤害。

最后，冥想练习或许可以提高对情绪的理解：每一种情绪都是一个信号、一个信息，能够倾听它们所提供的信息是对智力的一种丰富。例如，恐惧和焦虑是在提醒我们要注意环境中潜在的威胁，悲伤可能是因为有所损失，愤怒是因为我们坚持的公正被侵犯……同样，愉悦的情绪告诉我们，我们的需求正在得到满足，我们正在接近理想状态。

冥想如何改善情感体验

与某些信仰不同，经验丰富的冥想者情绪上并不是冷漠的。所有研究都表明，冥想者和其他人一样，也会经历痛苦或悲伤，但相比于非冥想者，他们痛苦的程度较轻、强度较低、持续时间较短。

冥想的目的不是阻止情绪的出现和存在——这本来就是不可能的——而是学会接纳它们。把它们当作自然现象，就像当作风、雨或阳光一样，去理解它们，倾听它们传递的信息，并根据其指引的方向，有意识地选择是否采取行动。能做到这一点的人很少，而能做到安抚情绪的就更少了。

说到安抚，调节情绪主要是为了安抚痛苦的情绪，但没有那么容易。例如，我们需要调节和平息自己积极的情绪，因为我们的某些热情可能会使我们变得盲目，我们也需要隐藏一些快乐的情感（例如在不幸或痛苦的人面前）。另外，情感的走向有时比这个等式——"愉快的情感 = 好，不愉快的情感 = 坏"——更加微妙。法国思想家蒙田（Michel de Montaigne）告诉我们：

> 不要总是逃避痛苦，也不要总是追求快乐。

奥地利诗人里尔克（Rainer Maria Rilke）谈到，情感在我们生活中发挥了宝贵的甚至至关重要的作用。他在《给青年诗人的信》的第八封信中和卡卜斯谈到了悲伤：

> 亲爱的卡卜斯先生，如果我们能比我们平素的知识所能达到的地方看得更远一点，稍微越过我们预感的前哨，那么也许我们将会有比担当我们的欢愉更大的信赖去担当我们的悲哀。……请你想一想，是不是这些大的悲哀并不曾由你生命的中心走过？当你悲哀的时候，是不是在你生命里并没有许多变化，在你本性的任何地方也无所改变？

调节痛苦的情绪，要遵循这样的逻辑：时而安抚，且始终保持倾听。无论我们将这种逻辑用于调节何种情绪，基本原则永远是——不要压抑它。不要关闭情绪的警报信号，而是学会调节它，调整其敏感度、强度和持续时间。

调节痛苦的情绪

如何调节痛苦的情绪？首先要提出的是，如果痛苦的情绪过于强烈，那么有必要求助于医生和药物，正如我们对待身体的剧烈疼痛一样。我们也可以换种方式调节情绪——将痛苦的情绪当作信息来倾听，深思熟虑之后再试图减轻痛苦。

要做到这一点，我们就必须有足够的勇气去面对、承受并接纳它们。当然，谁喜欢受苦呢？所以做到这些并不容易。排斥或远离痛苦是我们大多数人的自然反应，几乎可以说是本能反应。

而且，痛苦的情绪会爆发并无限放大，这也会驱使我们逃避痛苦。被医学诊断为某种情绪障碍的人可能深知，恐惧也许会恶化为惊恐，疑虑可能转为焦虑，悲伤可能变成绝望，生气可能变为抓狂，怨恨可能转化为报复心理……

最后，痛苦的情绪可能会逐渐占领我们的心智，改变我们的世界观，并让我们思虑过多。被情绪所控制的我们，只能带着情绪看待世界：一阵怒火导致我们对所有人都有敌意，一阵悲伤让我们觉得生活无意义，等等。这就是为何要调节痛苦的情绪，总是要从认知和探索这些情绪开始，学习反思和辨识它们所引领的方向。

以下是调节痛苦情绪的一个练习：

练习 13 学习应对痛苦的情绪

我们很难自发且主动地接受一种痛苦的情绪。相反，我们的自然反应是逃跑，远离它。所以，当我们感觉痛苦的情绪来临时，首先要停下来，花一些时间去理解我们经历的是什么样的情绪。

首先，你可以开始关注自己的呼吸。在接下来的练习中，保持对呼吸的关注。尤其是发现情绪过于强烈，或者被混乱的思绪所烦扰时，我们更要回到呼吸上来，保持对它的关注。

然后，我们将在身体中探索情绪的踪迹：哪个部位能感受到情绪的出现，在哪个部位能感受到情绪的升温？花点时间感受身体中受到情绪影响的区域……如果身体感觉非常痛苦，请试着轻轻地对自己说："没关系，我感受到了，我可以选择继续观察……"然后观察接下来发生的变化。

可以试着扩大注意力范围——这也是冥想练习的一项基础方法。痛苦的情绪往往会缩小我们注意力的范围——让我们只专注在痛苦背后的负面事件上，而忽略了其他。因此为了让自己平静下来，理解这一原理，并尽可能地采取行动，我们需要扩大注意力范围。

不必徒劳地消除痛苦的情绪。试着允许它的存在，让它存在于我的身体里，同时也将注意力转向其他事情上去，比如，关注一下身体的其他部分，或者听一听传到耳朵里的声音……

也可以睁开眼睛，仔细观察周围的一切。慢慢地，好奇地观察，仿佛是第一次或最后一次看到它们。并不是要减轻或消除痛苦的情绪，而是要扩大承载痛苦情绪的心理空间。

呼吸、再呼吸，就好像每一次呼吸的动作、胸腔每一次的扩张、都是在推开痛苦的墙壁……

逐渐平静下来后，我们开始进入辨识阶段。也就是，要花点时间来理解。我们给情绪命个名，看看它产生的原因，看看如果自己被痛苦的情绪控制，它可能将我们推向哪里，这个方向是不是自己所期待的。

需要提醒自己的是，痛苦的情绪也许揭示了一个未得到满足的需求。是自身的哪个基本需求没有得到满足？抑或是哪个理想被现实破坏了呢？那么，我们又能做什么来满足这个需求或重拾理想呢？

通过这些步骤，我们会有更多机会对情绪和自己所处的情况进行反应，调动自己所有的智慧和价值观客观回应，而不是本能地、习惯地进行自动反应。

这种回应和反应的区别是冥想实践的核心。

解构痛苦

在一次的静修中，我听到了一句话，它的简单和精准让我感到震惊：

在冥想时，没什么需要做的，但一切都需要解构。

这就是面对痛苦的情绪时我们需要做的工作。一个痛苦的情绪，就像一个由想法、感受和行动（逃避、尖叫、哭泣等）拼凑而成的情绪模块组合出现在头脑中。只要这个情绪模块组合一直足够紧凑和坚固，它就会压垮我们、控制我们，以至于无法疏散，无法缓解，无法调节……

但我们可以解构这个紧凑的情绪感受，也就是说，分解我们对这个情绪的每一刻的体验，而不是去承受这个整体——要么全部，要么全无；要么接受，要么放弃。我们可以分解那些在情绪的影响下经历的事情，关注情绪在我们身体中引发的连锁反应。比如，关注呼吸的方式，关注存在的方式，关注我们听到的和看到的，关注情绪在我们身上引发的想法。若所有这些情绪体验的组成部分，都能被放置在一个宽广的、充满善意的觉知空间中，它们对我们造成痛苦和困扰的威力就会减弱。

人们经常将正念对缓解痛苦情绪的作用（以及由此衍生的想法）比作蜡烛的火焰，可以将蜡熔化——冥想使顽固、坚硬、不灵活的情绪变得更柔软、温和，更能接受质疑。因为这些情绪往往基于一种严格的确定性，比如，确定即将面临失败或灾难会导致焦虑，对确定不公正的事情会产生愤怒，对确定失去且无法挽回的事情感到悲伤，对确定无法修复的事情感到绝望……

在冥想之光的照射下解构痛苦情绪，在安下的全意识空间中观察痛苦之情，这有利于在不消除痛苦情绪的情况下削弱它的力量，让它重新变成一个生活中的有用信息。

为什么努力寻找快乐的情绪

要调节情绪，我们不能仅着眼于痛苦的情绪，也应关注快乐的情绪。因为让痛苦消失并不足以让我们幸福快乐，也不能给我们的生活赋予意义。因此学习更好地品味快乐的情绪、给它们应有的重视是至关重要的，毕竟快乐才是培育幸福的养料。

快乐从不会听从我们的命令，召之即来，挥之即去，虽然刻意去思考那些使我们快乐的事情，确实可能会让快乐来得更容易一些。因此我们要更清晰地意识到它们，否则，我们生活中的美好时光将只是片刻欢愉，仅此而已。品味美食、享受阳光、有爱的人陪伴在身旁，这都是美好而幸福的时刻。但若不品味它们，就只是短暂的快乐，很快就将从记忆中抹去，不会给生活增加更多的意义，不会被载入生命中幸福时光的史册。但是，如果在当下努力意识到自己正在经历的事情，那么一切将会改变。

意识将片刻欢愉转化为幸福时光，转化为一种更强烈、更全面的感受，这可能也会加强大脑对这一时刻的记忆。因为不被关注的片刻欢愉会消失在记忆深处。但是，如果我们花时间品味那快乐的瞬间，那么它们将会进入储藏快乐的记忆宝箱中，是这些记忆才让我们的生命变得更有意义。同时，这些幸福的记忆将会滋养我们的韧性——当逆境来临，我们内心深处知道幸福是存在的，我们也不会忘记幸福的滋味。

所以，品味幸福也是正念冥想练习的重要部分。并不是说当下不是快乐时刻，却强迫自己感到幸福，而是要学会在美好时光出现时，意识到这些幸福的时刻。事实上，生活中的幸福时刻要比我们想象的多。

练习 14　品味幸福

找个舒适的地方坐下来。

保持后背挺直但不僵硬，展开肩膀，双脚平放在地面，或盘腿而坐。

感受呼吸，深呼吸，重复几次。放松身体，让它按照自己的节奏，自然地呼吸……

现在试着想象一个愉快的时刻：就想最近发生的时刻，过去的几个小时里，今天，或者昨天。不需要追溯过远，非要翻出一个非凡的时刻。只需邀请你的意识来体验一个简单的、平凡的、愉快的时刻，也许就是现在。

全身心地感受这一快乐时光，回忆所有的细节，让这快乐时光扩散到身体的每一个角落。面孔和景色，颜色和形状，气味和声音，尽可能将所有注意力都放在构成和环绕这个愉快时刻的所有细节上……观察一下，对这段记忆的意识是如何改变身体感觉的，肌肉是变得放松还是紧张……

将呼吸与这一刻，以及这一刻的幸福感受连接起来。想象一下，每次吸气时，你都把在那一刻感受到的愉悦体验深深地带入你的内心。每次呼气时，你都在释放紧张情绪，舒缓自己的身体……

花时间去感受，去呼吸，沉浸在这个愉快回忆的意识中……除了意识到这一刻给你带来了什么，没有其他目标。此刻，只需要花时间充分地体会这个微小的瞬间。

也许这一刻会深深刻在脑海中，成为众多简单、美丽、幸福时刻的一部分，而这些时刻会充盈生命的意义。

闪耀的幸福碎片

关于这个练习的几点评论：正如你所理解的，它就是简简单单地保持对幸福时刻的关注，对那些照亮我们生活的小细节加以留心。

寻求幸福就像寻找金子，像淘金者一样，找到大金块永远是鲜见的，更多的是金屑。这些亮闪闪的金屑就如生活的碎片：一抹蓝天，一缕阳光，朋友的消息，路人的微笑，感受到的美丽与温柔，美味的食物，有趣的读物，一件艺术品，和谐之源，抑或简单地感到活着、存在着……一切都可以是幸福的来源。

比如一缕阳光，重要的不是仅仅看到它，也不是告诉自己"这很美"，然后就匆忙转向其他事物。相反，在这个时刻，我们需要停下来，只是停下来，全意识地去呼吸和享受这缕阳光。

在这一刻，做一些与机器人不同的事情。让那些细微的欢愉逐渐沉淀到我们内心深处。尽可能地深入，让它们进入每一个细胞，让整个身体都享受这刻欢愉，将它们印在身体的肌肉记忆中，这会更有助于让它们深深地印在大脑的记忆中。然后停下来，呼吸、品味。

就像我的一位病人说的那样，试着做一台"好心情接收器"。然后继续向前，带着一颗舒畅轻松的心，享受前进路上频繁出现的简单快乐，这样我们可能会更快乐一些……犹如诗人阿瑟·兰波（Arthur Rimbaud）在他的诗《感觉》中描写的那样：

在蔚蓝的夏晚，我将走上幽径，
麦芒轻轻刺痒：
仿佛在做梦，脚底感到清冷。
让晚风沐浴着我裸露的头。
我什么也不说，什么也不想：

无限的爱却从我的心灵深处涌出。

没有什么好怕的

我们的时代既关注生态，又关注冥想，难道是巧合吗？或许不是的……

正念所提倡的情绪调节，最终是一种关注内在生态的方法。就像在打理花园时，我们不会用大量的除草剂粗暴地破坏杂草，也不会试图通过撒肥料来加速植物的生长。我们首先要花时间理解整体的生态平衡，寻找尊重其节律和整体平衡的方法。我们的情绪之园也是如此。

笛卡尔在《论灵魂的激情》一书中曾这样描写情绪：

现在我们知道了它们的全部，我们就没有理由比以前更害怕它们了。因为我们看到它们的本质都是好的，只需要避免它们的误用或过度使用。

是的，我们无须害怕我们的情绪。它们有时需要安抚，有时需要放大，但总是需要被倾听。但就像正念冥想教导我们的那样，只要我们能够接纳、观察、调节它们，我们就不会害怕它们。

冥想不会为我们阻挡麻烦和困扰，但会帮助我们以适当和公正的方式面对它们。冥想不能阻止我们产生恐惧、愤怒、悲伤这样痛苦的情绪，但会帮助我们以善意和智慧接受、理解这些情绪。冥想并不会在我们生命之路上提供幸福的源泉，但会帮助我们打开视野，注意到那些已经存在的、比想象中还要多的幸福源泉。

冥想的目的不是阻止情绪的出现和存在，

这本来就是不可能的，

而是学会接纳它们，

把它们当作自然现象，

就像当作风、雨或阳光一样。

我们的情绪有时需要安抚，
有时需要放大，但总是需要被倾听。
因此无须害怕，
它们将在那里为我们提供帮助。

第八章 冥想与连接

不久前，人们需要为其不良行为辩解，
而现在，却要为善行辩解。

——加缪《加缪手记》

这是关于一位禅宗大师的故事。有一天，一个年轻的僧人前来拜访大师，他希望成为大师的学生。大师邀请他喝茶，年轻的僧人打开话匣子，说个不停，意图展示他知识的渊博和实践的广度，以更好地说服大师收他为徒。大师慢慢把茶饮倒进访客的杯子里，而这位年轻的僧人依旧不停地说话。大师也继续慢慢地倒茶，尽管杯子已经满了。突然，年轻的僧人被桌子上溢出的茶吸引住了，他大叫道："大师，杯子已经满了！为什么还在倒茶呢？"大师把茶壶里的茶倒完，然后安静地放下。接着，他回答道："你的心灵就像这个杯子，已经充满了信念和坚定，我的任何教导在你心里都没有一席之地……"

　　冥想教导我们：先无为，再有为；先忘却，再学习；先清空，再填充……那么，为了建立与自己新的连接，我们需要忘记什么，又要摆脱什么，才能与他人建立全新的连接呢？这就是我们将在这一章中探讨的问题。

与自己连接：先从"我执"中解脱

冥想练习通常被理解为一种"解脱"的过程，这是完全正确的。我们在前面章节的思考过程中了解到，冥想是如何帮助我们从痛苦的情绪、执着的思想或主观的陷阱中解脱出来的。同时，冥想也可以让我们从"自我"中解脱出来！至少可以从让我们感到压力、痛苦、气愤的那部分自我中解脱。那个易怒、傲慢的自我，那个焦虑过度、抱怨过度的自我，以及那部分自私利己的自我——这部分自我通常也会为自私而感到羞愧。

自我当中的这些部分，或者至少是与我们自身不好的联系，就是佛教教义所说的"我执"。但是，这究竟是什么？马蒂厄·里卡尔如此描述：

> 我在第一次接触藏传佛教的智者们时，就被震撼到了。一方面，我被他们强大的内在力量、无懈可击的智慧和始终如一的慈爱所震撼。另一方面，他们完全没有自视清高的感觉。同时，我也观察到，那个位于"存在"核心的"自我"是一个持续的脆弱源头，而要获得内在的自由，必须削弱对"自我"的执着。内在的自由是独一无二的充实和自信的来源。因此如果我们想摆脱内在的烦恼与痛苦，了解"自我"的本质和其运作方式至关重要。

佛教徒认为，将"自我"看作一个孤立的实体，一个完全自主且明确的"我"，是对人性本质的误解，而这种误解正是我们许多痛苦的根源。

在这里，我们不深入辩论这一复杂的理论。但你或许也发现，这种视角已经影响了西方的思维，比如，当"我执"这个词出现在各种谈话中时，往往会被视作一个不好的特征。一般来说，这个词不是指我们的人格，而是指个体对利益、财产、观念、信念、特权的过度依恋。也包括过度在意个人形象，由此必然会产生想要取悦他人的想法。克里斯蒂安·博班写道：

> 想要取悦他人，就意味着一个人的生活要依赖于那些他想要取悦的人，以及依赖于他们内心中幼稚的、想要被无限满足的部分。这些致力于获得他人青睐之人，就如同拥有千万个主人的奴隶。

冥想如何让我们从自我中解放出来

那么，如何从自我中解脱出来呢？通过理解构成自我的元素并定期解构它们。当我们冥想时，我们要做的是专注、好奇、细致地分解我们的经历。尽量不把情绪、思考、判断、冲动、身体感受看作紧凑的整体，而是看作异质且不断变化的组合。如此，那些看似坚固、不可触及，甚至不可避免的东西开始变得脆弱，出现裂痕，最终变得可以通过我们的努力改变。

以愤怒的时刻为例：你与一个亲近之人刚刚发生了冲突，没有人让步，彼此非常生气地走开了。这时，你的愤怒似乎是真实且坚定的："别人错了，我是对的，事情很清楚，只有我的观点被接受时，情况才会得到解决。"

试想这个问题：虽然你的自我非常愤怒，但是你必须顺着它吗？

因为你正在学习冥想，所以你花时间坐了下来，审视正在发生的事情，观察你这旺盛的怒火和显而易见的愤怒状态是由什么组成的：

身体的感觉。愤怒正在你身体的什么地方？

想法。你现在正在对自己说些什么？

冲动。你现在想做什么、说什么？

试着在全意识的状态中保持几分钟，带着这些感觉和想法一起呼吸。或许渐渐地，你的视野开始扩大，愤怒的枷锁松开，你坚定的想法逐渐产生轻微的动摇，并在你内心涌现出新的想法。也许，你会看到事情的另一面，看到与这个人的关系也存在好的方面。你隐隐发现对方可能并不全是错的，你也并非绝对正确。也许你会感到愤怒令你痛苦，伤害了你的身体。最后，也许你会开始从自我中解脱出来，转而寻找解决方案，而不是执着于反击。

当你花时间专注地冥想时，所有这一切都是可能的。不仅仅是为了让自己冷静下来，也是为了反思与辨识，为了更好地行动，尽可能接近真相，共情每个人的利益。这时，你已经解开了自我的反应（我是对的，他是错的），让另一种形式的回应得以实现，这种回应不再那么主观，不那么以自我为中心（发生了什么？每个人是怎么回应的？）……这种回应的方式会减轻你的负担，消耗更少的内在能量。

但是，一系列问题也接踵而至：我们如何利用以这种方式解放出的精神空间和内在能量呢？我们从"自我"中解脱出来，但是要去哪里呢？应该如何面对我自己呢？

接下来，我们聊一聊冥想将如何帮助我们发展与自己的关系，以及介绍一些小练习。

创建与自己的新关系：自我关怀

注意：无论是佛教教义所建议的"放下自我"，还是现代心理学以同理心为中心的自尊疗法所倡导的"忘记自我"，两者都不意味着我们必须否认或轻视"我"的身份。即使自我只是一个幻觉，就像佛教徒所认为的那样，这个幻觉对我们度过人生某些时刻而言仍然是必需的。这就如同我们过河时需要木筏，但渡河后就要放下它。

这种与自己的新关系，可以通过冥想练习建立——在解构愤怒、遗憾、思考和信念的过程中，使身心变得轻松。我们也会发现，我们并不总是将自己置于我们所关注的中心，无论是出于恐惧（人们怎么看我？我希望自己能被他人接受，被欣赏，被爱），还是自恋（人们是否注意到了我的优点？是否认可和欣赏我真正的价值？）。通过这个练习，我们可以更轻松地摆脱内心冗余和痛苦的部分（如对自我的迷恋），只保留最重要的部分（如对自我的了解和尊重）。冥想并不会导致对自我的冷漠，而是生发出更多的善意与照护。

对自己表达善意与照护也是冥想训练的核心。我们会鼓励学员不要评判和批评自己，而只是体验练习的过程，观察发生的一切，保持对自己的耐心，以及温和的态度。

同时，自我关怀也是新型心理治疗方法的核心概念。在照顾他人时，我们发现，虽然面临同样的消极事件，我们对他人的理解和善意远比对自己要多。这也就是说，除了生活已经给我们带来的伤害，我们还在通过自我批评、自我贬低、自我否定、自我封闭等来伤害自己，甚至在伤口上撒盐。当然，这并不意味着自己是个虐待狂，而是出于错误的观念——认为坚持严苛地要求自己既是必要的又是有效的。然而，这种苛刻的追求大多数情况下是无用且有害的，甚至会诉诸暴力。

我们都知道，孩子们在善意的气氛中学习比在恐惧中要吸收得更好、更高效，这一点同样适用于成年人。因此我们需要更客观地观察对待自己的方式，不再频繁地对自己施加暴力苛责。受到传统习俗或家庭的影响，我们往往在无意识中形成一种自我苛责的习惯。冥想为我们创造一个机会，让我们更认真地观察以及应对这些无意识的习惯。所以，当我们处于困难和痛苦中时，最好问一问自己："我正在以何种方式对待自己？这样做会伤害自己吗？"

需要注意的是，自我关怀并不等同于自我放纵，也不是松懈对自己的要求。相反，善意可以将温柔与自律相结合，它会带来提升自我的驱动力，为实现进步和幸福提供更好的土壤和环境。

这就是为什么任何形式的正念冥想训练，都会提供一些旨在培养自我关怀的练习。其应用领域也很广泛，尤其是对治疗焦虑症或抑郁症患者有极大的辅助作用。因为在精神疾病患者中，对自己实施暴力的想法和行为很常见。即使没有达到患病的程度，我们每个人都会在不同程度上进行自我苛责。所以，我们需要知道如何培养对自己的善意，这往往有助于我们度过人生的逆境。

以下是关于自我关怀的一个练习：

练习 15 自我关怀

像之前的练习一样，找到一个舒服的姿势坐下来，保持上半身挺直但不僵硬。

把注意力集中在呼吸上，意识到呼吸的每一个动作和身体的感觉，整个身体都在呼吸……

无论此刻的感觉是舒适的还是不舒适的，无论现在有什么念头或想法，看看你是否能够对自己产生无条件的善意和接纳。无条件，意味着它不取决于你是否达到了目标，是否取得了成功。无条件的善意，意味着即使你现在的生活很艰难，即使失败了，你也能接纳和爱护自己。

看看你是否有可能，在这一刻，除了简单的存在之外，不给自己再增加复杂的因素。你已经经历了足够的苦难、困难和逆境……也许你还要经历更多……所以，尽最大的努力，看看能否不给自己施加压力，不批评自己，不自虐，而是以善意、温柔、慷慨的态度对待自己。

你能否对身体产生善意和感恩？感谢这个日渐衰老的躯体依然在尽其所能地帮助你活下去，呼吸、消化、默默地完成所有维持生命的基本工作，而且从不打扰你。你能否对自己产生善意，感恩自己为生活付出的所有努力，无论结果是否成功？

将注意力放在胸腔的位置，放在心脏一侧，观察一下这里是否有一些感觉的细微变化。这些感觉与自我关怀的情感有关，可能是温暖、放松的感觉。如果是这样，尽可能地给这种善意的感觉留出更多位置，让它在你体内流动，并与你的呼吸相结合。每一次吸气，仿佛你都在向身体中引入善意和关怀，并让它们在全身自由流动，渗透在每一个细胞里。每一次呼气，仿佛你都在释放所有不必要的暴力的情绪、所有不必要的紧张……停下对自己的伤害，生活之苦已足够多了。

每一次吸气，都像是一次静默的祈福，感谢自己，爱自己，滋养自己……

每一次呼气，都像是一次无声的安抚，减轻负担，使自己感到轻松、温暖……

如果你愿意，你可以把右手放在心脏上。伴随着胸腔的扩展、心脏的跳动，观察一下是否有一种温暖的感觉出现。

最后，让我们再安静地呼吸一会儿，在呼吸中保持对自己善意的感觉，将仁慈、温暖和包容与每一个呼吸动作连接起来……

保持善意与慈爱，让这个可容纳宇宙万物的意识参与到每一次呼吸中。并且在接下来的几个小时和几天里，保持对它们持久的关注……

这个练习对某些人来说可能会觉得惊奇，但它是学习冥想的经典方法。这个练习并不一定需要很多的时间，当你感到压力、匆忙、痛苦时，可以把它当作一种"解药"，来缓解对自己的习惯性暴力和惩罚以及有意识或无意识地自我伤害。现在的社会经常促使我们相互比较、相互竞争，从而使我们在心底滋生不满情绪。我们要从中解脱出来，并告诉自己："无论我成功或失败，我都值得被爱、被尊重，我依然爱自己并尊重自己。"

重建人际关系

冥想让我们更好地与自己连接在一起，让我们更好地了解自己的精神、情绪、身体的需要，并且提倡有意识地培养自我关怀的能力。要注意，这种善意并非排斥对自我的要求和努力，反而更有助于实现我们的目标。

冥想还能改善我们与他人的关系。因为放下自我意味着不以自我为中心，这将促进我们与他人建立更好的关联：我们从自己身上解脱出来，因此更好地与他人联系起来。不再执着于自我，让我们自然地意识到人与人之间相互依存的关系。

前沿科学研究表明，持续的冥想练习增加了我们自发且主动地对他人表示善意的倾向。这可以从冥想的作用机制来解释。

一方面，冥想使我们平静下来，通过缓解压力和唤醒感受力，让我们更善于感受到与他人的亲近，更善于理解他人的观点和需求（内心的痛苦会增加以自我为中心的倾向，也增加了与他人发生冲突的风险）。

另一方面，冥想帮助我们打破"以自我为中心"的心理结构，打开自己以接纳周围的事物。我们因此更有同理心，理解他人的痛苦和需要。

冥想练习有许多种类，有些源自传统，有些由当代心理治疗师设计研发。它们不再仅仅基于正念，而且可以培养我们对身边他人，乃至对所有同胞的社会情感。这一系列的练习被统称为"慈心冥想"。

慈心文化：乌托邦或实用主义

说到这里，你可能在想我们的故事开始有了点嬉皮士时代倡导的和平与爱的色彩，有了理想主义和空虚的一面。然而，慈心文化绝对不是出于人性的天真或致力于创建乌托邦，而是基于实用主义。

时常有自恋者、主导者、好战分子提倡遵循社会的"丛林法则"——为了生存下去，必须在所在领域中成为最强者，并想方设法避免落后于他人，甚至认为善良、仁慈和利他主义都不适用于"适者生存"的进化法则。然而，越来越多的事实证明，这种理论是有限的，是错误的：竞争只是"丛林法则"的一种，是不同的物种之间为了争夺资源和空间而进行战斗。但在同一物种中，合作而非竞争才是真正的"丛林法则"——保证生物种群以最大数量持久地生存下去。因此只有合作才能使种群和谐地生活在一起，而不是通过竞争法则进行分裂，并在各自的角落里艰难地生存。

　　此外，关于慈心冥想的科学研究，一个引人注目的要点是：这一练习只需很短的时间便能够对我们的行为产生影响。也就是说，即使只进行了简短的练习，同理心和利他行为也会开始增加。其可能的原因是，同理心和利他倾向已存在于每个人的内心，慈心冥想练习只是激活了它们而已，并不是从无到有制造出的结果。因此仁慈和互助的能力是人脑的核心价值，这使我们的种族得以生存和繁荣。

　　冥想让我们意识到人类之间相互依存的关系。这并非虚伪的规劝，相反，这是回归生物本质和真相的努力：我们深深地依赖于他人，这使我们不仅更强大，而且将会更幸福。冥想让我们努力迈向真理，明白自私和自恋是谎言——它们试图让我们相信自给自足的生存方式是可行的。在这个摆脱自我的过程中，我们需要定期提醒自己对他人的亏欠。这不是为了贬低自己或培养一种压抑、脆弱的自我认同，而是要意识到我们的外部力量和拥有的资源。

这个迈向真理和清醒的过程，也将带给我们集体归属感和愉悦的情感。比如，当你刚与某人争执过，或者被怨恨和嫉妒所控制时，你的内心会有什么感觉？相反，当你刚与他人和解，或者刚刚与他人共度了充满亲情、友谊和相互关爱的时光时，你的感觉又如何？

相比冲突和矛盾，每个人都能领会和谐人际关系所带来的益处。因此在某些情况下，我们应将冲突、对抗和竞争视为一种偶尔必要的手段，但不要将其作为一种生活与人际关系的哲学而秉承下去。

研究表明，所有具有亲社会性质的行为、思想和情感（如同情、善良、利他、感激等）都对我们的健康有益。相反，敌对和冲突带来的感觉会大幅度提升压力水平，从而对健康造成严重损害。因此从道义和医学的角度看，也应将仁慈作为优先培养的人格品质。

练习 16　慈心与感恩

像往常一样，找一个舒服的姿势坐下来，保持后背挺直但不僵硬。将注意力集中在你的呼吸上，感受每一次呼吸动作……然后是整个身体，以及身体即将发生的变化……

想象你敬重、喜爱和关心的人，比如家人、朋友、同事，也可以是任何你希望他们得到幸福、快乐的人……

感受你对他们的善意与祝福……

同时，将这些对他们的感受，如好感、喜爱、温柔、爱恋等，也同样送给自己……感受此时此刻所有涌现出的感觉。

有时，那些感受就在那里，只是从未注意到罢了。

现在，让我们体会一下，这些情感在身体的哪个地方表现出来？你能观察到善意和仁慈如何在身体中产生并体现出来吗？是否像往常一样，出现在了你的胸口、心脏，还是别的地方？花时间留在这些感觉中，以及有关这些感受的想法、画面、面孔，等等。

然后，有意识地去体会对方向你表达的善意与感恩：你喜欢他们，他们同样也喜欢你……你能否对他们产生感激之情呢？

再一次，只需观察身体此时发生了什么。围绕那些人对你所表达的善意，不论是过去的还是现在的，感受它们带给你身体的变化……

将所有这些与你的呼吸连接起来。在吸气时，想象你在吸入他们对你的善意，就好像正在往身体里吸入所有的爱与美好……

在呼气时，想象你在对他们表达感恩，呼出的气体也带着你对他们的善意，就好像你通过呼吸在向他们传达你的爱与感恩。

继续平稳地呼吸，保持善意和感恩，并渗透于每一次呼吸的动作中。

　　或许你意识到了自己对善意与慈爱的需求，也意识到了这个需求存在于所有人的心中。

　　希望你能在接下来的几个小时或几天里，记住这个练习以及这些感受……

对善意的不适感

　　关于这个练习，或者更广泛地说，关于一系列人际关系与积极情绪的练习，我想做个小小的评论：它们有时会给一些人带来不适感。或许有以下几点原因：

　　因为他们不习惯感受善意和表达善意。仅仅是这样。我记得非常清楚，我自己最初是多么排斥这个练习，也不愿沉浸其中。

　　因为当我们感到孤独或不受人喜爱时，这个练习似乎显得不合时宜。就像对沉浸在悲伤和困苦中的人谈论幸福一样。我们通常需要等待痛苦逐渐消退的时候再来体验它们。

　　一些人对善意本身存在认知上的偏差。面对善意，他们有时会感到尴尬，或许也会对这种天真的、"无忧无虑"的价值观感到不屑。但是，如果我们在生活中将仁慈和善意拒之门外，一味地相互竞争，那么我们又将获得什么呢？换句话说，我们在不断锤炼内心因恐惧和伤痛而坚硬的部分，而非滋养内心因幸福而变得温柔之处，又有什么好处呢？要知道，幸福的生活与智慧大多产生于和谐和平的时代，而非冲突与暴力之中。

善意并非意味着顺从，只是在面临选择时更偏好和平而非战争，并真诚地希望这种内在的态度会向周围普及，并影响我们在乎的人。正如荷兰作家埃蒂·伊勒桑（Etty Hillesum）所强调的："我们唯一的道德义务，就是在内心开辟一片宽阔的和平之地，并将它们由近及远地扩展开来，直到将这种内在的和平传播给其他人。人们的内在越和平，这个动荡的世界也就越和平。"

最后，我们不应将善意与被动顺从所混淆：善意可以与反抗的能力、获得他人尊重的能力、维护自己的正义与理想的能力和谐共存，善意并不能消除对立或冲突，但能阻止其转化为战争与灾难。

冥想是为了连接

有趣的是，虽然从外部看，冥想者似乎就是独自坐在那里，专注于自己，并与世界隔绝。而从内部看，这个人正在试图理解自己，并未与世界隔绝，而是属于这个世界。他发现自己的精神世界越是平静与明亮，就可以发现越多的联系，这些联系滋养了他，赋予了他存在的意义。他能够体验到，与自己保持一定距离的观察，不仅可以更好地爱自己，还可以更好地爱别人，正如西蒙娜·薇依所说："爱一个陌生人就像爱自己一样，反过来也意味着，像爱一个陌生人一样爱自己。"这种与自己保持距离的方式，使我们像看待所有其他人一样看待自己，既不高人一等也不低人一等。哲学家让-保罗·萨特（Jean-

Paul Sartre）在其自传的最后一句话中也有类似的表达："如果我把不可能的救赎放进饰品店，还剩下什么呢？一个由所有人组成的人，他和所有人都一样，和任何人都一样。"

放弃统治和竞争的想法，才能使真正重要的东西得以浮现——人类拥有同样的恐惧和希望，同样的基本需求和对幸福的向往。我们每个人在每个清晨醒来时都希望这将是快乐的一天。当我们与他人的和谐共处而非斗争时，我们每个人都感到更快乐。要体验和理解这一点，只需要简单地倾听我们的情感诉求。

随着冥想的实践越来越深入，对世界的归属感和人与人之间友爱的感受就会更加自然地浮现出来。通过我们今天的练习，通过正念冥想带来的动力，有意识地重新建立与自我以及他人的连接，其本质上是离心[1]的。

冥想不是一个封闭、和平又舒适的泡泡，而是一个开放的源泉。首先通过专注于呼吸来稳定我们的注意力，然后向其他所有事物开放：身体，声音，以及我们周围的一切。渐渐地，我们与世界之间的差异感消失，取而代之的是延展和归属的感觉。这并非唯心假说，因为我们确实身心都属于这个世界。

1　为物理学概念，即物体在远离旋转中心的弯曲路径上运动时所感受到的表观力。

冥想教会我们，
必须始终在有为前先无为，
在学习前先忘记，
在填补前先清空。

正是合作而非竞争，

让人类能够和谐繁荣，

竞争则导致人们艰难地各自为战。

第九章 冥想与灵性

你就在我内心深处，
而我却试图在外部找寻你。

——圣奥古斯丁《忏悔录》

正念冥想是一种非常世俗化的实践：它要我们观察心灵的活动，并致力于培养专注力和情感，使我们得以更接近理想，实现价值和目标。

我们虽然不断强调冥想的现代性与世俗性，但它的根源仍是宗教的精神信仰。很多冥想者都说过，他们有时会经历非常特别的意识状态，在这些状态中，感觉自己被吸引到了某种形式的精神世界之中。那么，冥想是否会自发导向一种灵性的开放呢？那是具有世俗性的精神归宿吗？

因此我将以探讨冥想与灵性的关系来结束这本书的内容。对那些对灵性持怀疑态度的人（无论他们的想法是对还是错，无论他们是否感受到被宗教的影响力所威胁），我在这部分，需要对他们做一些澄清……

灵性是否存在

我们已经了解到，冥想是一种心灵的训练，按照字面意义，它是一种精神实践，源自拉丁文的spiritus，意为"精神"或"灵性"。虽然人们常常将其与宗教联系起来，但也存在一种无宗教、无神论的世俗化的灵性。

灵性，简单来说就是关注心灵的活动，特别是关注心灵的边界、极限，以及所有超出我们控制或无法用理性来理解的事物。拥有灵性，就是感到被大自然、生活、死亡、爱情和无限所触动，就是承认在这些领域里，有一些正在发生的事物比人类自身要大得多，也超越了人类的智力和理性所能理解、接收的范围。

灵性与宗教

的确，宗教是以灵性为基础，为其设定框架，增加教条，通过一套信仰和仪式来构建它，并将其定义为共同生活的规则。它是一种组织精神生活的方式，并分享和提供每日修炼的方法。

不同的是，灵性以更独立、更深沉、更自然的方式存在，有些人可能还会说灵性更加纯粹。宗教则让我们归属于一个社群、一种文化，并提供更多成文的途径和方法、共同的仪式、丰富复杂的神学思想。因此，可以说灵性本身是更纯粹、自然的，它符合人类基本的需求，宗教则更具文化属性。

冥想与祈祷

将冥想与祈祷进行比较，反映了灵性和宗教之间的另一种差异。哲学家安德烈·孔特 - 斯蓬维尔 (André Comte-Sponville) 可能是对这一点思考得最深刻的人：

> 从传统意义上讲，冥想与祈祷的关系并不大。祈祷是用词语进行的，是对某人（祈祷之人）期望得到的某种东西提出的请求——神学家托马斯·阿奎那（Thomas Aquinas）曾提出"祈祷就是说话"，以及提出"祈祷是一种请求"。冥想不需要词语，不针对任何人，不期望任何东西，更像是一种寂静的祷告，但摆脱了所有的信仰、教条和宗教。我们可以用西蒙娜·薇依的一句话来总结它的精神："完全纯粹的觉知和专注就是祈祷。"这种精神力，相对于传统的祈祷（通常充满了希望和恐惧、信仰和言语、请求或祈福）来说过于虚无，但对冥想来说非常适合。尤其对我这样的无神论者来说，这也是唯一值得的"祈祷"：那种静默的、无所欲求的祈祷。

不可言说与灵性

如果说理性主义者常常质疑有关精神世界的论述，那或许是因为它很难仅仅通过我们的智力层面来理解，而且大多数人都是通过经验和感觉接触到它。因此它具有无法被言说的特点，我们需要体验它，需要从生活的经验中来体悟它。的确，这很让人无奈……但在冥想的世界中，它恰到好处，因为冥想的本意也是在指导我们如何在某些时刻摆脱语言的束缚。

当我们定期练习冥想时，会发现自发的灵性体验是相当常见的：它们通常以无法解释的内心和平之感，或与周围自然的合一之感，或与他人亲密和谐之感的形式呈现。作为一名心理治疗师，我并不特别善于和病人谈论这些经验：这在我看来超出了将冥想用于治疗的范围，而且我担心如果自己不断讨论这些经验，可能会让自己看起来像是某种教主。更重要的是，我并不觉得自己有这方面的能力。

在这种情况下，我不会在这些话题上夸夸其谈，我会解释说："是的，这样的现象确实存在，它们在宗教的冥想传统中得以研究和深化。"在给对方推荐一些阅读材料之后，我会紧接着将焦点再次放在处理压力、焦虑和抑郁的问题上。即便如此，我依然承认这种开放的灵性体验在正念冥想实践中确实存在，尽管正念冥想是世俗化的。

灵性和专注力的变化

在一定程度上，这些体验可以通过专注力来解释。在冥想开始时，我们的专注力先进入分析模式：我们依靠话语来意识到自己正在经历的事情，就像依靠一根令人安心的拐杖。语言帮助我们描述所做的事情，如"我专注于我的呼吸"等，还描述我们观察到的事物，如"现在，我的注意力离开了身体，陷入了烦恼之中"等。

然后，在冥想练习的过程中，尤其是随着我们经验的积累以及练习频率的增加，日复一日、年复一年，我们逐渐转向一种被称为"沉浸式"的专注力模式中，在这种状态下，我们不再或者几乎不再需要话语来理解和体验冥想。

沉浸式专注力，是要我们绝对地清醒，并且要我们认真地经历和生活，却无须将其命名或加以分析：因为我们完全"沉浸"在当下。这虽然是一种心理状态，但我们的身体也会在行动中体现出这种状态。比如，当一名经验丰富的滑雪运动员面临陡坡时，他虽然非常专注，但并不意味着他进入了头脑的分析模式中。他无须刻意提醒自己："注意前方约 30 厘米高的障碍物，下方 6 米处向右，膝盖弯曲 30 度，转动肩膀等。"他的身体会自动做到这一点。再比如，当一位数学家努力解决一个难题时，他也不会刻意观察自己的思考过程，不会与自己的推理保持距离，而是投身其中，完全融入自己的思想和工作中。

因此在经过意志力和言辞的努力之后，注意力可能会进入另一种更轻松、同样持久，却又无须言语的形式中，就像一个简单但又具有深度的存在状态，人们在经过充分的审慎和艰苦的迂回之后，才重新发现了这种存在状态。立陶宛作家奥斯卡·米洛什（Oscar Milosz）的墓志铭感人至深，上面描述了我们注意力的这种转变。他的墓碑位于枫丹白露，上面刻着这样一句话：

> 我们正在进入第二次纯真和快乐之中，这种快乐是我们应得的，是我们重新获取的，并且是我们意识得到的。

神秘体验与沉思生命

"第二次的纯真"——当一些伟大的神秘主义者们感受到上帝的存在时，他们就将其描述为获得了"第二次的纯真"。或者更简单地说，这种体验是那些跟大自然进行了接触，或者在生命中有过重大经历的人们在觉醒后提出的。在这些时刻，不需要言语，也没有语言可以描述这种强烈且赤裸的存在，这就是被所有时代的神秘主义者称为"沉思"的东西，也就是一种意识的状态，这个时候意识处于仅满足于了解现实，而不希望拥有、使用或者评判它的状态。

由于这个原因，讲述和分享这些经验非常困难。但对我们来说幸运的是，一些作家和诗人已经尽可能努力地抓住类似这样的时刻。我还记得第一次读到奥地利作家雨果·冯·霍夫曼斯塔尔（Hugo von Hofmannsthal）的小说《钱多斯勋爵的信》时的震惊，这本小说讲述了一个人向他的朋友（恰巧这个朋友就是哲学家弗朗西斯·培根）解释其为何隐居，放弃写作与讲述，甚至放弃使用言语的故事：

> 在我看来，从前所有的存在都在一种持续的陶醉中，就像一个巨大的整体。……从那时起，我过着一种恐怕你们都觉得难以想象的生活。因为它在心灵之外进行着，没有一个固定的想法。……我很难为你们勾勒出这些快乐的时刻是由什么组成的，言语再次抛弃了我。……一个浇水壶，一个田野中被遗弃的耙

子，一只晒太阳的狗，一块破旧的墓地，一位残疾人，一幢农夫的小屋，所有这些都可以成为启示我的容器……成为这种神秘、无声、无限的狂喜的源泉。

就像正念所提倡的，在日常生活中引入更多非行动的、专注于存在的时刻。因此它无可避免地将引发沉思的甚至神秘的体验。这就是德国哲学家爱克哈特（Johannes Eckhart）的启示："上帝经常来拜访我们，但是大多数时候，我们都不在家……"爱克哈特是一位僧侣，同时也是一位中世纪神秘主义者，他的著作常常启发当代的冥想者。我们不在家，那是因为我们迷失在了行动和娱乐消遣之中。相反，我们冥想的时候跟我们激动的时候相比，我们是不是更加地"在家"呢？换句话说，如果我们被所有这些关于灵性的故事吸引到了，那我们是否能够多花些时间冥想，来促进我们进入沉思的状态呢？

从这个意义出发，让我们花时间做一个小小的练习：

练习 17 沉思时刻

你坐好了吗？你是否保持了后背挺直但不僵硬，是否让双脚平放在了地面上，是否跟随了你的呼吸节奏，又是否观察并接纳了身体的感觉呢？你是否完全意识到你此刻正在经历的一切呢？

如果是的话，那我们就可以开始了。

当然，召唤灵性的体验是比较困难的。因此暂且让我们定期花点时间停下来去感受，我们会对所有的事情感到惊讶，因为万物都是不可思议的……

呼吸让我们震惊，我们的呼吸在身体内有规律并且神秘地进行运作。每一次吸气，每一次呼气，都让我们感到讶异……

我们在地球上的存在也让我们震惊。

我为什么会在这里？

为什么是我在这里？

我们从来都没有思考过所有这些令人惊讶的、没有答案的问题。

但是让我们别再管这些答案了，如果真的存在答案，那么一定是最简单也是最深刻的东西。没有魔法，也并不神秘。这仅仅是一个将万物联系起来的问题，就像我们此前所说的将我们的身体与灵魂和这里存在的东西相连：与我们的呼吸、我们的身体、我们周围世界的声音以及我们所处的世界里所有的声音相连。至少在此刻，我们并不试图理解、掌握、改变什么。用我们全身心的投入，来加强对这一时刻、这一经历的存在感。不要抱有任何期待……

静静地与一切面对面……

让思想流动，让言语自由……

有时，你或许听得到无限遥远的回声……

有时，你感知到遥远的永恒的低语……

有时，你发现了平静之下的悸动所带来的奇怪感受……

让我们被一切浸润着，并居住在这具身体中……

以呼吸为载体，激活我们经历或触及的一切，使它们进入身体，并深入内心……通过呼气，回馈我们所拥有的一切和我们所成为的一切……

我们当然可以选择在不断行动和娱乐的道路上度过一生，从来没有在沉思之路绕道而行……

我们当然也可以选择刷手机而不是练习冥想……

但是，我们还可以带着好奇心，重新平衡自己的生活。少一些行动和分心，多一些沉思，看看这会给我们带来什么……

我们真的需要灵性吗

灵性是人类生活的必需品，还是一种选择呢？它是预留给幼稚的人或焦虑者的选择，还是为那些因缺乏清醒或力量来面对逆境，而需要用幻觉来抚慰自己的人所保留的选择呢？

诚然，我们可以看到这样的事情。诚然，一个人无须灵性也可以体面地生活，并给他人留下美好的印象，这也并不妨碍效率与产出。即使没有灵性，人们依然可以工作、可以花钱、可以消费、可以学习、可以指导、可以服从、可以活着和死亡……

活得精彩，死得其所？对此我们也许还不太确定。若没有灵性，人们也许会在某些生活的片刻，被一种缺失、空虚、孤独的感觉所笼罩。而不幸的是，这些时刻往往都是我们所经历的最重大的时刻：逆境、疾病、考验、哀悼……

我记得在一次闭关修行中，导师在第一天清晨的冥想修习时对我们说："昨夜，在我们沉睡之时，已有五万人死去。而我们这些在座之人奇迹一般地还活着，正在呼吸，也能感觉到身体正在苏醒。"然后是漫长的沉默……他的目的不仅仅是让我们思考，让我们去体悟。这不仅引发了认知上的活动，也带来了体验上的冲击，这种冲击令人不安，又非常具有启发性。如何更好地让人们意识到活着本身的幸运，就是简单地活着的那种幸运？并非只是活在特殊的时刻，或是快乐的时刻。就仅仅只是活着……

生命中只存在两个伟大的确定性。关于第一个确定性，我们可以这样描述："我总有一天会死。"而第二个确定性是："此刻，我还活着。"正念帮助我们重新审视这两个确定性，不踌躇也不逃避。它还帮助我们面对前者，品味后者。

在冥想中，我们会反复意识到"活着"意味着什么：我们每天都将自己与呼吸、身体，以及不断运动的思想进行连接。有时，这些认知令人感到不安。为什么我有机会存在，而非不存在呢？这就是哲学家阿尔贝·加缪（Albert Camus）在《西西弗神话》中所提到的，他在这本书中谈及了"一个人的生活以如此奇怪又如此简单的方式被接受"。每天清晨，当我们睁开双眼的刹那，怎能不因发现自己还活着而感到心烦意乱呢？

有时，这些对生命的认知和思索也会把我们吸引到死亡的一边。在《云中图书馆》中，克里斯蒂安·博班写到：

> 死潜伏在生活的琐碎中，就像干草堆旁的烛火。然而，正是这种可怕的接近，才使生活变得更美好。

埃蒂·伊勒桑在被送往纳粹集中营之前也这样说道：

> 当我说"我已经结清了生命的账单"的时候，我想说的是：死亡的可能性已经融入了我的生活，直面死亡并接受它作为生命中不可分割的一部分，也就拓宽了生命本身。相反，因为害怕死亡而拒绝接受它，现在就把生命的一部分让渡给死亡，这或许是保留小块可怜的、残缺的生命的最好方式，虽然这几乎配不上生命这个名字。这似乎是个悖论：把死亡排除在生活之外，你就失去了一个完整的生命；把它纳入生活，你却扩大并丰富了生命本身。

拥有灵性的生活，就是睁开眼睛去观察这所有的一切——生、死、生死之间的距离和生死之间的显著特征。事实上，无须求助于对上帝或者超自然的假设。灵性，只是一个有关生与死的简单命题。是的，就是如此简单。

生与死的命题

在佛教和基督教的冥想传统中，有许多观想死亡的练习。我们能够想象不再害怕直面死亡吗？无论如何，我们可以努力尝试接受这个想法，即人终将一死，自己、亲人、爱人、友人都是如此。

在冥想中，正如我们所看到的那样，我们经常能够意识到活着的感觉：简单地呼吸，感受身体甚至身体的疼痛，也听得到生活中的声音——即使那些声音让我们烦躁不堪，看着思绪飘过——即使那些思绪让我们恼火或对我们造成伤害。

但另外，这种意识也是在提醒我们，终有一天所有这些都会停止，接受我们终将会暴露在死亡的面前这一结果，不去寻求安慰也不去讨要说法。只是努力在一个开放和中立的意识空间中接纳死亡。这个意识空间不会被恐惧污染吗？我们可以从斯宾诺莎那里得到启示：

> 圆这个概念并不是圆的，狗这个概念也不会发出犬吠。

同样，死亡这个概念不会杀死人，它只会让人感到害怕而已。因此减少我们的恐惧，才是我们力所能及之事。

冥想练习有可能会帮助我们减少对死亡的恐惧——有好几项研究都证明了这一点。冥想正是通过治疗师称之为"习惯化"的心理脱敏机制来起作用的：自愿持续并且重复地接触恐惧，会削弱它对我们心灵的侵蚀力量。除了这种通过削弱和习惯的脱敏机制外，还存在另一个机制：正念冥想是有关如何保持开放性、与世界建立连接的训练。开放和连接越多，我们就越不害怕死亡。加缪曾说：

> 我距离世界越远，我就越害怕死亡，因为我关心
> 活着的人的命运，而不是静观永世长存的天空。

长期在大自然中进行冥想练习的人都有过这种经验，与环境相融的连接感越强，越会生发一种自我消融的感受，但这种感受并没有引发恐惧。对周围世界的归属感反而超越了我们与之分离的意识，并且也凌驾于我们所谓的人格、个性的意识之上。

在这些特别的时刻中，通常伴随着一种平和、安全、确定的感觉，而且不再对任何事感到恐惧。我们并不能立刻明白过来这种最深层的、害怕自己死亡的恐惧已经消失了，但正是因为这样我们才能无比平静。如果我们此刻对消失没有感到恐惧，那可能是由于我们已经消失了吗？或者更准确地说，是由于我们对"自我"的感觉消失了吗？

盐雕像

涅槃（nirvana）在法语中是外来词。外来词有时能深刻反映使用这些词的民族的精神特质。法语中有很多外来词用来形容幸福或愉快的状态，例如，"être zen"意为"保持禅意"，

"être cool"意为"保持冷静或酷"等。如此多的外来词汇也引发了一个思考：是否正因我们在追求内心平静和幸福的问题上遇到了巨大的困扰，所以才需要引入这么多的外来词汇描述其细微差别呢？

有趣的是，人们对这些外来词的理解通常是错误的。例如，禅宗实际上是佛教的一个要求非常严格的分支，需要铁一般的纪律（所以一点也不"cool"）。而涅槃实际上指的是一种毁灭，是一种自我的消解，这与佛教追求消除自我是非常一致的，但这与西方人对天堂的看法相去甚远（总的来说，西方人将天堂看作人们现世生活的更好的延续：人们在那里仍是自己，而且会变得更年轻、更美丽，并只会经历快乐的时刻）。通常，当我们了解了"涅槃"这个词的准确含义，发现"小我"终将消失，这对我们来说是相当不舒服的。

关于这一点，一位同时也是禅宗修行者的本笃会僧侣，向我讲述了一则美丽的寓言：

> 想象你是一尊美丽的小小的盐雕像，你的主人将你放在壁炉上，供访客观赏。对你来说，涅槃会是什么样子呢？

> 好吧，实际上，你的主人在退潮时把你丢在了沙滩上。然后，随着潮水上涨，大海逐渐淹没你，你开始一点一点溶解。渐渐地，所有暂时构成你的盐分子，都开始脱离并融入浩瀚的海洋。在溶解的过程中，你将走向涅槃：你不再被压缩成一个小小的"自我"，无

论那是多么令人钦佩的"自我",而是消解于无边无际的海洋，没有自己的身份，却拥有完全的自由，有着无法言喻的极乐，就像一颗盐分子重回海洋那样快乐。

第一次听到这个故事是在一场关于冥想的研讨会上，那时我处在一种非常脆弱和敏感的状态。尽管讨论在继续，但我什么都听不进。我坐在椅子上，感觉自己变成了一个盐分子，在波浪中航行，在阳光下乘着浪花遨游。然后，我沉入深海，被一条鱼吞下，又被吐出来，我附在一只水母上再次浮上来。我没有了意识，没有了自我，没有了欲望，没有了痛苦。但这比我在壁炉上干巴巴地压缩成像的日子要快乐得多。我感到自己处于一种在冥想时会偶遇的奇特状态：我与周围的一切无限靠近，没有任何障碍，只有连接和一种格外令人安心的自我消融的感觉。像一股气息，一种对于遥远的涅槃的想象……

狂喜之后，洗衣之事

在经历了狂喜的体验之后，我们还是会回到现实生活中。有一篇非常知名的冥想主题论文，其题目完美地描述了我们需要做的事情——《狂喜之后，洗衣之事》。精神的狂喜过后，是对平凡生活的回归；在经历崇高之后，依然要面对生活的琐碎。

但仔细想想，这并不是一个问题。在经历了冥想所带来的精神狂喜之后，带着正念的状态来洗衣也可以带给你一丝狂喜的味道！冥想非但没有让我们的日常变得沉重乏味，反而让我们以更好的状态回归生活，并且让生活更加温柔有趣。在短篇小说《反与正》中，加缪有一段非同寻常的评论：

现在我所希望的已不再是幸福，而仅仅是自觉。

仅仅是自觉……

正念冥想并不是掩盖真相，而是直面现实。无论是顺境还是逆境，我们都要正视生活，全然接纳那些幸福和痛苦的时刻，品味幸福，面对痛苦，永不放弃理解和行动——这就是自觉。

冥想教学可能强调的是接受一切事物的重要性，无论这些事物是愉快的还是不愉快的。这有助于改变我们对生活的看法。不再倾向于逃避那些伤害我们或者让我们不悦的事物，从而更好地品味所有适合我们或者使我们欢喜的一切。

一次一世界

最终，我们可以说，冥想是一种简单且无须言辞的智慧。我们练习得越多，就越能理解：没有纯粹冥想的时候，也没有纯粹躁动的时候，有的只是生活，在全意识下平静地流淌着。

我们意识到苦难和逆境是生命的必然过程，无法避免，并且也知道如何更好地度过这些苦难和逆境，因为我们知道如何"更好地承受痛苦"。同时我们也意识到，我们拥有的幸福时刻比想象中的要多得多，我们需要这些幸福时刻，帮助我们面对逆境。

再次引用加缪的话：

> 动欲之前我已被满足。永恒在彼，我希望着。

每次全力以赴地活在当下时，永恒就在那里。因为此刻感受到了活着，所以我们感到满足。生活是艰难的，也是美丽的。冥想通过智慧、觉醒和巨大的喜悦来帮助我们理解生活并安住其中。生活中的每一刻，都值得被珍重。无论如何，当我们把全部的注意力投入生命存在的任意时刻中，一切都会奇迹般地改变，我们将离开虚无，进入生命本身。

克里斯蒂安·博班同我们低语："之所以没能在有生之年进入天堂，是因为我们不够专注，也仅仅是因为不够专注。"

托尔斯泰在一封写给他妻子的信中有过这样一段话，那时他 82 岁，感觉到死亡临近，于是离家出走，他的话语也值得我们深思：

> 生活不是在开玩笑，我们没有权利就这样虚度。根据时间的长短来衡量它是不合理的。剩下的日子即使只有几个月，也可能比我们已经过去的所有年份更重要，重要的是把日子活好。

哲学家亨利·梭罗（Henry David Thoreau）临终前，和一位友人对话。友人担心他离世前的精神状态：他不害怕吗？他不激动吗？梭罗简单地回答说：

一次一世界。

他在第二天便去世了。

一次一世界，一次一瞬间。我们怎么会知道此时此刻、此情此景，是否会作为一生中最美好的时刻之一，在我们临终之时闪回脑海中呢？因为这些时刻不仅是最美好的，同样还是最简单、最微小的，也是最真实的。

生命中只有两个伟大的确定性：
"人终究一死"，
以及"此刻，我还活着"。
正念帮助我们面对前者，
品味后者。

拥有灵性的生活，

意味着：

被自然、生命、死亡、爱，

以及无限所触动。

超越了智慧所能给予的教诲。

结语 你的承诺

有一天，我在巴黎街头散步时，偶然看到一个随手在墙上的涂鸦："爱情，请信守你的承诺！"

这句话以美好又粗暴的方式让我屏住了呼吸，这真有趣。我记得我站在那里，花了好几分钟来体会这句话的深意，那命令般的口吻竟如此具有诗意。然后，我继续散步，让这句话充满我整个心灵，慢慢进行品味。

生活中有那么多事情让我们感到失望。然而，这句对爱情的告诫是多么美妙啊！原来，爱情也可以（尤其是爱情）对我们许下诺言，给予我们付出，也带给我们失望！

有时候（比如此刻），我会想在墙上涂鸦："冥想，请信守你的承诺！"

我所说的并不是冥想对我们每个人所做的承诺，如此之多科学研究已实证了冥想对我们的益处，这个结论已毋庸置疑。要知道，并不是冥想的概念救了我们，而是冥想的实践。因此只有当我们开始冥想的实践，才能从中获益。对爱情也是如此，所以我们需要让爱时刻在心中涌动。同样，我们生活中的其他所有重要事情也是如此。

然而，当我想要喊出"冥想，请信守你的承诺！"时，我的想法是一个集体的承诺，是对一个信念的回应——那就是我们要先让自己转变，这个世界才会转变。我要呼吁大家做出这个集体的承诺，因为这不仅必要，而且紧急。

我们正在经历和建设的时代既令人激动又令人恐惧，充满了希望和噩梦。是不是所有的时代都是这样呢？答案是：并不一定。因为我们的时代也许正代表着人类的最后阶段。人类大脑在几千年内所产生的一切，已经赋予了其摧毁地球的能力。那么，同样是这些大脑，又能否在短期内拯救一切呢？

如果读罢这本书，你就会明白，冥想不仅仅是闭上眼睛安静地在角落里思考，而是通过内在的激荡来增强对世界的热忱，对连接的渴望，对万物的慈悲。正念冥想就是觉醒、明辨与行动的序曲。

我们心中秘密发生的感受与情绪，身上发生的改变，包括目光、言语和动作细节等是如此重要。同时，所有这些都在慢慢影响和改变着其他人，至少是改变那些我们每天都会遇到、相识或者接触的人。也许，这就是冥想除了改变我们自己，也会改变世界的方式。冥想也赋予了我们改变的勇气、团结的热忱和觉醒的力量。

因此一切从我开始。若我不改变，那么世界将不会改变。

附录 关于冥想的一些建议

为什么要练习冥想

有规律地进行正念冥想练习确实并不容易，这需要付出一些努力！这些努力最终将会回馈给我们更多的益处，众多科学研究都已验证了这一点。

冥想对健康的益处：越来越多的研究表明冥想可以对机体产生有益的影响，如可以改善免疫力、降低炎症水平、延缓细胞衰老、改变与压力相关的基因表达。

这些影响非常重要，因为对健康造成威胁的因素中，有些我们无法控制，如遗传、空气、水、食物和污染。还有一些，我们则有一定的操作空间，如体育锻炼、饮食和冥想。因此我们可以在这些方面采取行动。

冥想对注意力稳定性的益处：注意力可以保持行动和思想的连续性，通过专注力（即一种有意识地、稳定地保持在所选对象上的注意力）来深化思考的必要能力。

这一点之所以重要，是因为注意力会受到环境的威胁，如受到电子屏幕、广告等信息时代相关的干扰。同时，诱惑越来越多，形式也越来越多样，尽其所能地吸引和捕获我们的注意力。长期下来，我们的注意力越是分散，我们内在的幸福感就越少。因此夺回注意力的主动权对人类的福祉具有重要意义。

冥想对自我认知的益处：冥想帮助我们更好地理解思想和情绪的产生，进而又如何带来冲动，影响了行为。至少，冥想可以让我们获得对内心世界的一些掌控感。

　　许多痛苦都源于自我。生活总要经历逆境，于是搅动了心绪，开始了担忧……这些与挫折相关的情绪又在逆境之上增加了痛苦的剂量，反而造成了双重的痛苦。而冥想帮助我们更好地看到思想如何脱离现实，进入我们自己模拟出的灾难情境和虚拟世界，也帮助我们回归现实的本质，不再过度演绎。

　　冥想对平衡情绪的益处：对定期练习冥想的人来说，不愉快和痛苦的情绪的确会减少，反之能更多体验到愉悦的情绪和感受。这很令人吃惊，因为我们并没有要求参与者逃避负面情绪（只是充满正念和觉知地观察和经历它们）。同时，也没有强求他们在内心增加积极情绪（只是充满正念和觉知地品味它们）。这些情绪重新归于平衡，仅仅来自活在当下，并如实地呈现本真，无论好与坏。

　　这些影响非常重要，因为我们的大脑自然倾向于行动，而不是冥思苦想（即使在愉快的时刻，我们也倾向于过渡到下一瞬间，而不是享受当前的时刻）。同样，我们的大脑倾向于更看重消极的事情（需要解决的问题），而非积极的事情（美好的、值得欣赏或享受的事物）。冥想有助于重新平衡我们对生活事件的反应方式。

　　冥想对倾听和人际关系的益处：通过正念，我们能逐渐学会真正倾听，不做评判，在对方讲话时不预先准备回应。

　　理解我们与世界的关系，以及理解人类存在的方式，是生命的核心。因此冥想所带来的以上影响是非常重要的。心灵的觉醒并不一定与宗教有关，它只是我们对生活更深层次的理解，对生命意义的感知，对与他人、自然之间关系的感受。冥想就是一个帮助我们探索和培养这种心灵觉醒的工具。

最后，冥想对自己和世界的存在还有益处：全意识地生活，不仅仅是一种改善我们大脑、情感和行为表现的工具（这已经很好了），更是一种越来越全球化的生活方式，将改变我们与自己，以及与世界之间的关系。

这是一种精神修行的方式。我们内在有这样的一部分，不一定遵守逻辑和理智的规则，也不容易用语言来描述。

如何练习冥想

1. 正念冥想是最基本、最核心的冥想方法，你会在所有其他形式的冥想中遇到它。

2. 正念是让我们充满觉知地活在当前的体验之中。这种体验有时是强烈的、专注的、密集的且非反应性的。

3. 这是一种简单易行的冥想方式。现在就可以开始，比如观察你此刻的体验，不要试图去改变它，跟随呼吸节奏，观察身体中的感觉，觉察一下耳朵听到的声音，有意识地观察那些所有试图吸引你的注意力，并推动你行动或思考的想法。

4. 冥想导师经常会强调姿势的重要性，因为姿势是促进冥想状态出现的因素。当然，我们不强迫它的来临，只是设立一切能够促进它出现的条件。有两种姿势是最好的，一种是身体的姿势，另一种是心灵的姿势。

(1) 身体姿势：所谓的"莲花坐"，即双腿交叉坐在地上，这并非必要。如果这个姿势对你来说不舒服，你完全可以坐在一把普通的椅子上进行冥想，保持后背挺直但不僵硬，肩膀放松，双脚平放在地面上，双手放在大腿上。你可以选择闭上眼睛，或者保持半闭，眼睛向下看，不注视任何特定的目标。

(2) 心灵姿势：不期待，不强求，不批判，不挑拣……只是简单地存在，接纳一切，观察一切……这对我们来说并不容易，因为这有违平日的习惯——通常，我们都希望通过努力得到某种结果；我们更喜欢感到愉快的事情，避开不愉快的事情。在正念冥想中，我们的做法却不同：只是平和地接纳和观察所有出现的、存在的事物。所要做的努力并不在于控制，而在于存在本身。保持对一切存在的事物进行观察，并接纳。

5. 在冥想练习中，通常有四个步骤，其中最后一个是可选项：

(1) 停下所有的行动或干扰，坐下来。

(2) 将注意力稳定下来，通常是通过呼吸来实现，即简单地跟随自然的呼吸。开始练习时，思绪可能会有些纷乱或感到担忧，而且，通常最强烈的冲动可能就是："站起来，你还有更紧急的事情要做！"

(3) 尽可能地开放意识空间，不去理会这个想要离开的冲动。纯然的正念是一种有益身心的状态，可以促进身体健康与清明的心智。当然还可以更进一步……

(4) 应用这种正念的状态来培养慈心、同情、无私的爱等品质，或者进行更多认知上的学习。但这已经进入了冥想实践的高级阶段，比如各种传统的东西方哲学、宗教教义等。

6. 正念基础学习需要花上数月的时间。之后，你可以在余生中继续进修和完善。当然，定期练习的习惯在某些时期被打破是很常见的。但要知道，我们依然可以随时再回来，并且会发现自己并没有忘记任何东西。只需要重新投入其中，习惯就会自然回归，随之而来的所有好处也将再次受用于你。

什么时候练习冥想

一个要点：冥想，虽然就是停下来坐下，但同时，也是更有意识地体悟和经历你接下来的时光。

当然，一切的发生都始于正式练习。可以选择在每天早上进行，例如，使用这本书提供的冥想引导，或根据需要随时练习。在你需要恢复平静、培养仁慈与善意，将幸福时刻植入内心等的时候，冥想将是一个更好的选择。

早晨，我们可以先从 5 到 10 分钟专注的拉伸运动开始。然后根据当天情况，可以选择坐下来冥想 10 到 30 分钟。如果时间紧张，那么 5 分钟也是可以的，重要的是坐下来并意识到自己的内在状态，周末或假期建议可以冥想 20 或 30 分钟。最好使用计时器，这样就不用总惦记着时间，而是全神贯注地进行练习，直到最后一秒。

在一天中的休息时间，我们可以停下来，对自己所做的事情或正在发生的事情保持觉知，哪怕只有几分钟。在等待的时刻，在一个活动过渡到另一个活动的碎片时间，都可以进行这个练习。或者感觉情绪激动的时候——无论是愉快的还是不愉快的，我们可以选择停下来关注呼吸，欣赏某件美丽的事物或品味愉快的瞬间，或者相反，停下来是为了更好地理解所经历的痛苦，以便更好地消化它们。

在晚上或睡前，花一点时间进行正念冥想，对安抚自己的身体和精神是非常有益的。

最后，我们可以在日常生活的所有行动中引入正念：吃饭、烹饪、做家务、行走、驾驶、给孩子们讲故事、对话……在所有这些时刻，努力保持临在的状态，而不是在为完成任务而行动，也避免同时处理多个任务，以及在思考其他事情时还在做着另一件事。这并非要给自己施压，只是需要我们不断重新聚焦注意力。我们当然可以允许自己一边吃饭一边看电视，或者一边开车一边听广播等。这仅仅是提醒我们要保持觉察，并问自己：是否经常这样生活，心在其他地方，同时参与多项活动？如果是这样，也许需要重新平衡注意力的方向，使它指向现在的瞬间，朝向我们此时此刻此地所经历的事情。

这是一个重新聚焦和平衡的问题，而不是等级的问题。停下来冥想，不一定优于行动；现在的瞬间，不一定优于未来或过去的瞬间；专注于正在做的事情，不一定优于同时多线程行动或思考……但这一切都取决于我们希望如何度过自己的人生。同时，我们可以选择体验一种不同的意识状态——更专注、更具存在感，体验这种状态所带来的平静、正念和满足感。

（全书完）

开始冥想

作者 _ [法] 克里斯托夫·安德烈   译者 _ 王怡

产品经理 _ 李尔张   装帧设计 _ 郑力珲   产品总监 _ 黄圆苑
技术编辑 _ 丁占旭   责任印制 _ 刘淼   出品人 _ 李静

果麦
www.guomai.cn

以 微 小 的 力 量 推 动 文 明

图书在版编目（CIP）数据

开始冥想 / (法) 克里斯托夫·安德烈著；王怡译
. -- 天津：天津人民出版社，2024.1（2024.5重印）
ISBN 978-7-201-19978-8

Ⅰ.①开… Ⅱ.①克…②王… Ⅲ.①精神疗法－通
俗读物 Ⅳ.①R 493-49

中国国家版本馆CIP数据核字(2023)第228110号

版权登记号：图字 02-2023-227 号

开始冥想
KAISHI MINGXIANG

出　　版	天津人民出版社
出 版 人	刘锦泉
地　　址	天津市和平区西康路35号康岳大厦
邮政编码	300051
邮购电话	022-23332469
电子信箱	reader@tjrmcbs.com
责任编辑	金晓芸
特约编辑	郭金梦
产品经理	李尔张
装帧设计	郑力珲
制版印刷	天津丰富彩艺印刷有限公司
经　　销	新华书店
发　　行	果麦文化传媒股份有限公司
开　　本	880毫米×1230毫米　1/32
印　　张	6.25
印　　数	8,001—13,000
字　　数	130千字
版次印次	2024年1月第1版　2024年5月第2次印刷
定　　价	39.80元